あなたのリハビリは
間違っていませんか

医療法人
平成博愛会理事長
武久 洋三

株式会社 メディス

あなたのリハビリは間違っていませんか

はじめに

　リハビリテーション（以下、リハビリ）という医学分野は確かに新しいものです。日本リハビリテーション医学会の創設は何と1963年(昭和38年)です。太平洋戦争が終わってから18年も経っています。そして同じ年に、日本初の理学療法士(PT)※、作業療法士(OT)※の養成校が東京に開校しました。そして1966年(昭和41年)に日本で初めて理学療法士181人、作業療法士22人が国家試験により誕生したのです。言語聴覚士(ST)※が国家試験で約4,000人誕生したのは1999年(平成11年)でした。

　リハビリの医学については戦後主にアメリカからその概念が導入され、急速に日本の中に浸透していきました。リハビリテーション医学会創設の1963年（昭和38年）は私が岐阜県立医科大学を卒業する3年前でした。

　卒業時の1966年（昭和41年）とは、その少し前から、安保闘争が盛んとなっていたこともあり、医学教育、特に、インターン制に対しての改革闘争がピークを迎えていた年でもありました。インターンは行ったものの、1年後の国家試験を集団ボイコットした初めての学年でしたが、その後2～3年は医学部卒業生は青年医師連合（青医連）なる組織を作り、地域医療の重要性を主張し、地域に散らばって活躍したのです。しかし世の中が落ち着くと共に日本は高度成長期を迎え、GDPはどんどん成長し、日本という国の国力は実に倍々ゲームのように大きくなっていきました。

　昭和41年というと1966年であり、東京オリンピックの栄光を引きずっ

あなたのリハビリは間違っていませんか

ていた頃です。そして人口もどんどんと増えていって2008年(平成20年)のピークには1億2,808万人となったのです。次の2009年(平成21年)からは日本は人口の自然減という初めての試練を迎えたのです。この間約40年で高齢化率は6%から20%へと急上昇しています。発足当時のリハビリは現在のように、高齢者を中心としたものではなく、若年者の障害や外傷、難病、脳卒中※などが中心であり、医療の他の分野も同じことが言えるものの、「現場は急には止まれない」状態であり、言語聴覚士などは「構音障害※と失語症以外は担当しない」と言っていたはずなのに、今や嚥下リハビリが中心と変化しているのです。

　脳卒中が減少してくるものの、廃用症候群※が逆にどんどん増加し、「それに対するリハビリをどうしたらいいのか」という現場の正答は未だに出されていないのです。整形外科的な疾患が主であったリハビリから、脳卒中にシフトして行くにつれ、リハビリを志す医師も整形外科医だけでなく、脳外科医の参入が多くなって来ました。

　日本リハビリテーション医学会は堅実に発展し、私達リハビリの現場を担当するものに適切な知識を提供し、教育指導をしてくれています。この医学会の昔からの中枢の先生達が現在の日本のリハビリのレベルを世界的に引き上げたと思っており、その功績は誠に大きいものがあると思っています。学術的なリハビリはどんどん正しく成長して来たと思っているものの、市井の中のリハビリの現場は、どこでどのようにベクトルが狂い出し

たのか。学会からのズレがあまりにも世俗的であり、2016年（平成28年）の現在、私がこのような本を出さざるを得なくなったくらい、問題はピークを迎えていると思っています。

医療の現場でリハビリを行うためには、医師はもちろん理学療法士、作業療法士、言語聴覚士達に加え看護師やその他の職員の活動がなければ、どうにも動かない。だとすると彼等の人件費やリハビリ室の建築やリハビリ機器の購入などの固定費用を含めると、かなりな投資であり、それらの支出に対してリーズナブルな収入が必要です。国民皆保険制度のもと日本ではほとんどの医療は医療保険で賄われるし、2000年（平成12年）からは介護保険制度※も始まったのです。

そうなるとリハビリの現場は学術的な理論はともかく「リハビリについての保険点数をいかに効率的に得ることが出来るか？」という、学問とは全く別の次元での習熟を優先的に考えるようになって来たのです。その内セミナー業者が「どのようにすれば、効率的なリハビリ収入を得ることが出来るか」等の講習会を開くようになると我先にと群がり、「患者さんにいかに良くなってもらうか」ということよりも「いかに収入を上げるか」ということのほうが優先することが当然の雰囲気となりました。また「その不条理さに誰も異論を唱えない」ことが、普遍的なこととして肯定されながら、2年毎の診療報酬改定のたびに一喜一憂し、決定されると直ちに、「その最大効率プログラムが、日本中に広まってゆく」という、まったく

あなたのリハビリは間違っていませんか

学問とは言えないレベルで、ある意味現場のリハビリは成長して来たといえるのです。

　もちろん診療報酬改定のたびに、リハビリを主に提供している能力のあるキーパーソンである医師が、その専門的難解さを伴うリハビリ医療のニッチさをEBM[※]として「一部の有力病院にとって有利な点数へとシフトして来たのではないか」と勘繰る人達もいるにはいますが、そんな事は決してないと思います。理学療法士、作業療法士、言語聴覚士別のリハビリ施設基準や、複雑、簡単による分類、集団訓練の否定によるマンツーマンでの20分間きっちりのリハビリのみの評価など、2年毎に目まぐるしい変遷をたどって来ているのです。やがて理学療法士、作業療法士、言語聴覚士別の施設基準はなくなり、どの職種がリハビリを施行してもよい制度に変わり、3職種がチームを組んでのリハビリがやっと認められたのが2002年（平成14年）です。

　しかし驚いたことに2006年（平成18年）に疾患別リハビリ[※]という考え方が導入されたのです。何と同じ国家資格者が同じ20分間リハビリを施行するにもかかわらず、現在では脳血管疾患等リハビリ[※]は2,450円、そして呼吸器リハビリ[※]は1,750円となっているのです。このことは脳血管疾患等リハビリが「医学的に複雑で困難さを伴う」ということなのか、「脳血管疾患等リハビリが貴い」のか、さっぱり意味が分かりません。脳血管疾患等リハビリでも軽症患者さんもいれば重症患者

さんもいます。他の疾患リハビリも同じことです。700円もの差がついてしまうと、どうしても現場は同じ20分間なら、収入の多い患者さんの方を優先してリハビリを実施してしまうでしょうね。

リハビリ療法士に余程の余裕があれば別でしょうが、1人のリハビリ療法士が1週間で最大108単位しかリハビリが出来ないこととなっている以上、その108単位を一番収入の多い疾患別リハビリを選ぼうとすることを責めることは出来ません。

廃用症候群といわれる高齢患者さんが、主に脳外科出身リハビリ医からみると超対極線上にある患者さんのリハビリを一顧だにしないのも頷けることではあります。しかし、何らかの神経損傷※のある脳血管障害※患者さんに対して、廃用症候群の患者さんには少なくとも神経障害※はないことがほとんどであることから考えると、早くリハビリを開始し、そして集中的に行うことにより、急速に改善する可能性のある患者さんに対して真っ先にリハビリを実施しないことが「日本に寝たきりが多い」ということに影響してはいないかと心配してしまうのです。

何よりも自分でかかってしまう病気を選べない患者さんにとっては、現場が喜んで優先的にリハビリをしてくれない病気になってしまったら「アンラッキーだと思ってもらうしかない」などということが、平等な日本の医療に存在してはいけないのではないでしょうか。しかしいつまでも「ダラダラ」と不十分なリハビリをしながら長期入院を助長する制度は2008

年(平成20年)に廃止され、更に疾患毎にリハビリの可能な期間が設定されたものの、患者さん1人当たりのリハビリが1日9単位までとなり、しかも脳血管障害の患者さんは「発症月でも6ヶ月目でも同じ単位しか評価されない」という不可解さも伴いながらでしたから、今度は期間が過ぎれば、「はい!それまでよ!」ということで、良くなっていなくても退院を強要される始末。かくに理論的リハビリを日本リハビリテーション医学会が指導しても、現場では患者さんの症状改善より病院の収入が優先されるという傾向が、リハビリの現場で横行しているとしたら、これは捨ててはおけないことではないでしょうか。

　本当に「患者さんのためになる」「日常生活に早く戻れる」「短期間に集中して行う」リハビリが当たり前のように日本各地で行われるようになれば、「日本の寝たきりは半減するのではないか!」という強い期待を込めながら、本文に詳しく書いてみようと思います。人それぞれで考えることは、もちろん違うでしょうから、この本を読んでいただいて「そこはちょっと違うよ!」という読者がいらっしゃったら、是非にご意見をお寄せ頂ければ幸いです。

「日本のリハビリの現場の新しい夜明けを夢みながら」

著者　武久洋三

目次

はじめに
1

第1章　患者さんに必要なリハビリは何ですか？
1　患者さんの望むリハビリができていますか？　　12
2　積極的な摂食・嚥下訓練の効果検証　　16
3　膀胱・直腸障害リハビリの効果検討　　24
4　リハビリ療法士の夜間介入の効果　　28
5　ホームワーク（宿題）リハビリ　　32

第2章　日本のリハビリ提供体制の問題点
1　日本のリハビリ提供体制はどうなっているの？　　36
2　疾患別リハビリの問題点　　41
3　算定日数上限を超えたリハビリの有用性　　46
4　急性期病院での入院期間とリハビリの関係　　50
5　「フレイル」をご存知ですか？　　55
6　慢性期病院における急性期医療の後始末　　63

第3章　日本の医療提供体制の問題点

1	日本の医療提供体制の特徴と問題点	76
2	日本は寝たきり患者さんが多い	78
3	「特定除外制度」とは	80
4	有名大病院に存在する長期入院患者さんの存在	82
5	急性期病院ではまともなリハビリができない？	86
6	自宅に帰れない―家族の抵抗と老老介護―	88
7	本当の高度急性期病院の役割	91

第4章　2025年（平成37年）に向けた日本の医療提供体制改革

1	病院病床が多い日本の平均在院日数短縮化	98
2	2006年（平成18年）療養病床削減問題	101
3	病院の数は減少しています	105
4	増え続ける医療費　年間1兆円	108
5	2006年（平成18年）診療報酬改定のもたらした大罪	111
6	2025年（平成37年）の医療機能別必要病床数の推計結果がもたらしたもの	115
7	人口減少	119

	8	介護療養病床の廃止	123
	9	終の棲家	128
	10	精神科病床における認知症患者さんの受け入れについて	133

第5章　新しいリハビリテーションが始まる

	1	「地域包括ケア病棟」誕生	136
	2	「地域包括ケア病棟」の役割	141
	3	リハビリのアウトカム評価の導入	146
	4	これからのリハビリ制度改革に期待すること	152
	5	認知症リハビリと癌リハビリの必要性	155
	6	認知症リハビリ	156
	7	癌リハビリ	167
	8	介護保険をどう改革するか	169

終わりに

174

用語解説

176

あなたのリハビリは間違っていませんか

第1章
患者さんに必要な
リハビリは何ですか？

1 患者さんの望むリハビリが
　できていますか？

2 積極的な摂食・嚥下訓練の効果検証

3 膀胱・直腸障害リハビリの効果検討

4 リハビリ療法士の夜間介入の効果

5 ホームワーク（宿題）リハビリ

1　患者さんの望むリハビリができていますか？

　日本のリハビリはどこが間違っているかといえば、それは一言にまとめると、「患者さんのニーズに沿ったリハビリがリハビリの現場で提供されていない」ということでしょう。例えば脳卒中の患者さんは、本人はどんなニーズ・要求・希望を持っているのでしょうか。そりゃ「元の日常に戻して欲しい」ということはわかるものの、一度発症してしまったら、リハビリによって跡形もなく症状が消えて元通りになるなんてことはまことに珍しいことであり、大抵は強力で莫大なリハビリを集中して行っても神経損傷の傷跡は残ってしまうものなのです。現場で患者さんによく聞いてみると、「歩きたい」という要望ももちろん強いのですが、さらに一歩踏み込んで聞いてみると、「自分の口から食事を食べて、自ら排泄することが何よりも望みです」という声が多いのです。もちろん脳卒中でも軽度なら、このようなニーズは出てこないけれど、中重度になると「嚥下障害※」と「排泄障害※」はほとんど必発です。（図1）の調査はデイケア※利用者に対するアンケート結果になりますが、興味深い結果です。

　それでは、リハビリ療法士がどんなリハビリを行っているかというと、（図1）の左側の上にあるように、デイケアでは関節可動域訓練※74.6％、筋力トレーニング※86.7％、歩行訓練（屋内）71.1％の3つが突出しており、（図1）右側の、患者さんがリハビリ継続理由として挙げている嚥下訓練・排泄訓

第1章 患者さんに必要なリハビリは何ですか？

練などはほとんど行えていないことがよく分かります。

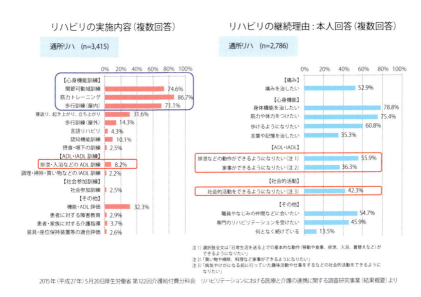

図1：リハビリ療法士が実施しているリハビリ内容と患者さんがリハビリで
できるようになりたい機能

> 患者さんがリハビリを受けて、自分でできるようになりたい項目（右：棒グラフ（青））の、特に赤線で囲われたリハビリが、リハビリスタッフによってほとんど行われていない（左：棒グラフ（赤））ことがわかる。

あなたのリハビリは間違っていませんか

　リハビリ療法士、特に理学療法士は、「嚥下リハビリ」や「排泄リハビリ」なんて、さらさら提供するつもりがないようにみえます。「It's not my job」とまで言わないばかりの勢いなのです。患者さん側は（図1）の右側にあるように嚥下や排泄のリハビリを多く希望しているにもかかわらずです。

　医療はサービス業であるとよく言われます。サービス業なれば、サービスを受ける側のニーズに応えるのが当然なのに、ほとんど無視している結果です。理学療法士等は唯我独尊で、「私の言う通りしていればよいのだ」と言わんばかりの自信満々の態度で、自分がよいと考えているリハビリに邁進している人が多いのでしょうか。果たしてこれでよいのでしょうか。

　医学であるから、すべて患者さんの要望に応えろとは言えないですが、それにしてもあまりに大きな齟齬（そご）が存在するのではないでしょうか。患者さんが「苦しいから殺してくれ」と言って実行する医師はいませんが、そこまで極端なことを言っているわけではありません。患者さんは、単に自分のことを自分でしたいだけなのです。発病前までは自分で出来ていたことが、人の助けを借りなければ「何もできない」なんてことは、屈辱以外のなにものでもありません。

　これら患者さんの2大重要ニーズの「嚥下障害」と「排泄障害」に対して優先的にリハビリしてくれませんか。

　世の中の理学療法士の皆さんにお願いしたいです。鼻から管をつりながらオムツをしている状態で、「歩け、歩け」と言われても、それではモチベー

第1章　患者さんに必要なリハビリは何ですか？

ション、やる気は起こらないですよね。

　この2つは共に中枢神経※の障害なので、いわゆる高次脳機能障害※につながりやすい傾向があります。私達医師も「高次脳機能障害はリハビリによってもなかなか改善しない」という通説を信用してきているのです。

　しかし、「嚥下障害」と「排泄障害」の集中訓練をやってみようと思い立ったのが2013年（平成25年）です。2013年（平成25年）7月から2014年（平成26年）7月までの1年間まず、「嚥下訓練」を集中的にやってみることにしました。

2　積極的な摂食・嚥下訓練の効果検証

　私は、「たとえ自立歩行できなくとも、まずは口から食べることができるようになれば、早期在宅復帰は可能である」と考えています。実際に厚生労働省（以下、厚労省）が公表した資料によると、病院の退院支援スタッフが退院支援を行うに当たり、困難な点として、「患者さんの嚥下機能が十分でなく、自宅等に帰るのが難しい」との意見が多く挙がっているのです。（図2）そこで、（表1）のような状況下で嚥下訓練を主として、1日9単位を目標とした結果、平均5.6単位のリハビリを行いました。

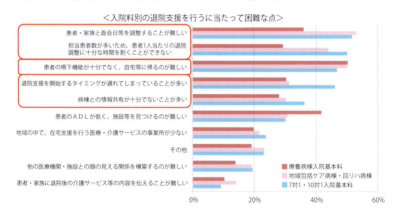

2015年（平成27年）6月10日 厚生労働省 第298回 中央社会保険医療協議会 総会　資料より

図2：医療機関側が退院支援を行うに当たって困難な点

> 医療機関側が退院支援を行うに当たって困難な点として注目すべきは、患者さんの嚥下機能の低下を理由に挙げている割合が高いことである。

第1章　患者さんに必要なリハビリは何ですか？

行った嚥下訓練は（図3）に示してある割合で行いました。

表1：摂食・嚥下訓練　実施対象患者情報・訓練実施単位数

実施対象病院	4病院
患者数	30人 （男性19人・女性11人）
年齢	78.1±11.2　歳
主疾患	中枢神経疾患：27人 その他：3人
摂食・嚥下訓練 平均実施単位 （1日当たり）	5.6単位

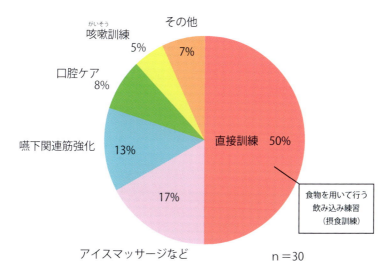

図3：実施した摂食・嚥下訓練の内訳

あなたのリハビリは間違っていませんか

　摂食・嚥下障害に対する訓練方法は、直接訓練と間接訓練があります。直接訓練は実際に食べ物を用いて行う訓練で、言語聴覚士が医師や管理栄養士等と十分に協議した上で、姿勢を調整し、嚥下機能によって最も適した「嚥下開始食※」・「嚥下訓練食※」を用いて飲み込みの訓練を行いました。

　経管栄養から経口摂取への移行を目指す場合、まず、口や舌、のど（のど仏）といった嚥下器官がどの程度可動するのか、また、どの程度の筋力があるのかを評価します。さらに、唾液やごく少量の水分が飲み込めるのか否かを評価し、全く食べることが難しいのか、それとも少しは食べる機能が残存しているのかを判断します。可能であれば、嚥下造影検査や嚥下内視鏡検査といった、嚥下の様子を画像で確認できる検査を実施し、より詳細な嚥下機能の評価を行います。これらの嚥下機能の評価に基づき、患者さんに嚥下訓練を実施していきます。実施している嚥下訓練の状況に応じて、「摂食・嚥下障害患者における摂食状況のレベル（FILS※）」による分類を行い、患者さんの嚥下機能の変化を捉えていきます。（表2）

　少しでも食べる機能が残存している場合、初めはゼリーのように滑らかで均質な、飲み込みやすい「嚥下開始食」を用いるのが一般的です。水のように液体でさらさらしているものはのどに流れ込む速度が速いため、嚥下障害のある患者さんは嚥下運動が追い付かずに誤嚥しやすいため、とろみを付けて安全に飲み込めるように訓練します。
（FILSレベル3相当：「ごく少量の食物を用いた嚥下訓練を行っている」）

誤嚥しないように一口ずつ、正確に飲み込む練習を重ねていき、「嚥下開始食」が安全に飲み込めるようになると、「嚥下訓練食」と呼ばれる、少し粘り気のあるペースト状のものを用いて食べる練習を行います。
(FILSレベル4相当：「1食分未満の（楽しみレベルの）嚥下食を経口摂取しているが代替栄養*が主体」)

　さらに「嚥下訓練食」が安全に飲み込めるようになってくると、「介護食*」と呼ばれる、形はあるけど柔らかい食品を用いて、安全にかつ食事摂取量が確保できるように訓練していきます。
(FILSレベル5〜6相当：「1〜2食の嚥下食を経口摂取しているが代替栄養も行っている」「3食の嚥下食経口摂取が主体で、不足分の代替栄養を行っている」)

　こうして、介護食にて安全に経口摂取できるようになってくると、経管栄養からの離脱が可能となります。
(FILSレベル7：「3食の嚥下食を経口摂取している。代替栄養は行っていない」)

　1日3食とも経口摂取が可能になると、さらに普通の形のある食品を食べられるように訓練を行い、食物形態の制限が無くなるようにしていきます。
(FILSレベル8〜10「特別食べにくいものを除いて、3食を経口摂取している」「食物の制限は無く、3食を経口摂取している」「摂食・嚥下障害に関する問題なし」)

あなたのリハビリは間違っていませんか

　直接訓練と同時に、食物を用いずに嚥下機能の改善を図る間接訓練も行います。のどのアイスマッサージ※は、冷やした綿棒などで舌の奥や「口蓋垂（こうがいすい）」いわゆる「のどちんこ」付近を刺激することで、「ゴックン」という嚥下反射が起こりやすくなります。また、のどのアイスマッサージ後に唾液を飲み込めば、嚥下運動の練習にもなります。
（FILS レベル2：「食物を用いない嚥下訓練を行っている」レベルの方でも実施できます。また、直接訓練前のウォーミングアップとして実施する場合もあります。）

　また、嚥下に関連する筋力強化では、ベッドで横になった状態から、30秒〜1分ほど頭だけ起こす運動や、座位の状態で、おでこに当てた言語聴覚士の手を押し返すように30秒〜1分ほどうつむく運動など、抵抗・負荷を掛けた訓練を行います。そうすることで飲み込む際に必要な、のど仏を持ち上げる筋肉を鍛えることができます。どちらの訓練も状態に応じて、1回の訓練で1〜3セットほど繰り返します。負荷の強い訓練が実施困難な場合には、口や舌を上下、左右、前後に動かす嚥下体操を行います。のどのアイスマッサージ同様、FILS レベル2レベルの患者さんでも、直接訓練前のウォーミングアップとしても実施します。

　口腔ケア※は、歯ブラシやスポンジブラシで口腔内を刺激、清掃することで、口やのどの衛生状態の改善、感覚・運動機能の改善を図ります。直接訓練前に実施すれば、万が一、誤嚥したときの肺炎予防にもなります。

第1章　患者さんに必要なリハビリは何ですか？

　誤嚥した時には、咳をして誤嚥物を体の外へ喀出する必要があります。力強い咳ができるようにする練習を咳嗽（がいそう）訓練※と言います。深呼吸のように、息を大きく吸い込む練習や、「ハフィング」と呼ばれる、「ハッ」と力強く息を吐き出す練習を行い、強い咳が出せるように練習します。

表2：摂食・嚥下障害患者における摂食状況のレベル（FILSレベル）
（引用：藤島一郎, 大野友久ほか：摂食・嚥下状況のレベル評価―簡便な摂食・嚥下評価尺度の開発. リハビリテーション医学, 43：S249, 2006.）

摂食・嚥下障害を示唆する何らかの問題[※1]あり	経口摂取なし	Lv.1	嚥下訓練[※2]を行っていない
		Lv.2	食物を用いない嚥下訓練を行っている
		Lv.3	ごく少量の食物を用いた嚥下訓練を行っている
	経口摂取と代替栄養	Lv.4	1食分未満の（楽しめるレベルの）嚥下食[※3]を経口摂取しているが、代替栄養[※4]が主体
		Lv.5	1〜2食の嚥下食を経口摂取しているが、代替栄養も行っている
		Lv.6	3食の嚥下食経口摂取が主体で、不足分の代替栄養を行っている
	経口摂取のみ	Lv.7	3食の嚥下食を経口摂取している。代替栄養は行っていない
		Lv.8	特別に食べにくいもの[※5]を除いて、3食を経口摂取している
		Lv.9	食物の制限はなく、3食を経口摂取している
		Lv.10	摂食・嚥下障害に関する問題なし（正常）

※1：覚醒不良、口からのこぼれ、口腔内残留、咽頭残留感、むせなど
※2：専門家、またはよく指導された介護者、本人が嚥下機能を改善させるために行う訓練
※3：ゼラチンよせ、ミキサー食など、食塊形成しやすく嚥下しやすいように調整した食品
※4：経管栄養、静脈栄養など非経口の栄養法
※5：パサつくもの、硬いもの、水など

以上のような訓練を約3ヶ月間実施した結果は（図4）に示してあるように驚くべきものとなりました。

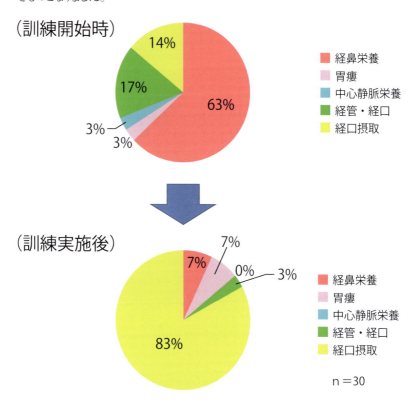

図4：摂食・嚥下訓練実施前後の栄養摂取手段の変化

訓練開始時（上）は、わずか14%しかいなかった経口摂取可能な患者さんが、3ヶ月の訓練で、83%まで増えた。

嚥下障害は改善しにくいと理解していた私は、実はこの積極的な摂食・嚥下訓練の結果を大して期待していなかったのですが、大恥をかきました。集中訓練前は、患者さんの栄養摂取手段が経鼻栄養※・胃瘻※・中心静脈栄養※、経管栄養と経口摂取の併用で86%も占めていたのに、なんと約3ヶ月後には、経口摂取が可能な患者さんが83%に増え、経鼻栄養と胃瘻は、たった14%にまで減少したのです。口から食事を摂れるようになった患者さんの気持ちはどれほどのものだったでしょう。現場のリハビリ療法士は、その喜びを知っています。

3　膀胱・直腸障害リハビリの効果検討

　続いて、膀胱・直腸障害リハビリです。2014年（平成26年）4月から2015年（平成27年）9月にかけて、患者さんごとに3ヶ月間の集中訓練を行いました。22の病院で111人に1日平均5.1単位の排泄訓練を主としたリハビリを行いました。

　具体的には、下部尿路機能障害※の状態は、原因疾患によって異なるので、（図5）に沿って患者さんの状態を見極めた上で訓練プログラムを選定し、主に次に示す方法を組み合わせてリハビリを行いました。

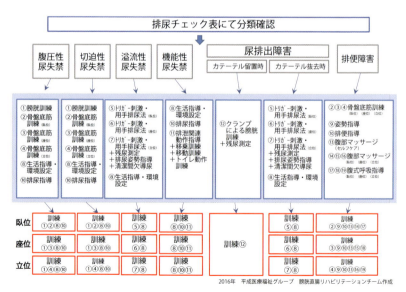

図5：膀胱・直腸障害タイプ別　訓練プログラム

第1章　患者さんに必要なリハビリは何ですか？

【膀胱訓練※】できるだけ排尿を我慢することで膀胱に貯留できる尿量を少しずつ増やし、排尿間隔を延ばします。

【骨盤底筋訓練※】仰向けの状態で、肛門や膣を縮めたり緩めたりして、尿道の開閉に関わる骨盤底筋を鍛えます。

【トリガー刺激※・用手排尿法※】トリガーポイントと呼ばれる排尿反射を誘発する箇所（下腹部や大腿内側など）を軽く叩き、手圧・腹圧を加えて排尿を促します。

【残尿測定※】残尿があると尿路感染症のリスクが高まります。超音波画像診断装置※などを用いた残尿測定は、排尿姿勢指導※や清潔間欠導尿※などによる残尿改善に役立てることができます。また排尿訓練の評価にも有用です。

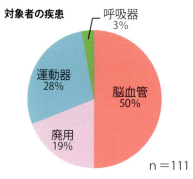

図6：膀胱・直腸障害リハビリ実施対象患者情報、訓練実施単位数

> 訓練対象患者の約8割は「寝たきり状態」であり、訓練開始時には、約半数しか「尿便意」を感じていなかったが、膀胱・直腸障害リハビリを行うことにより、ほとんどの患者さんが「尿便意あり」、と応えられるようになった。

　（図6）に示してあるように対象者は脳血管疾患等リハビリ患者さんが50％、廃用症候群リハビリ※患者さんが19％、運動器リハビリ※患者さんが28％、呼吸器リハビリ患者さんが3％でした。そして、（図7）に示したように膀胱・直腸障害リハビリ開始前後で驚くべき効果が確認されました。

　それまでオムツ使用患者さんが50％、「カテーテル※」という膀胱に管を入れて排尿していた患者さんが14％、あとは軽いリハビリパンツ使用患

第1章　患者さんに必要なリハビリは何ですか？

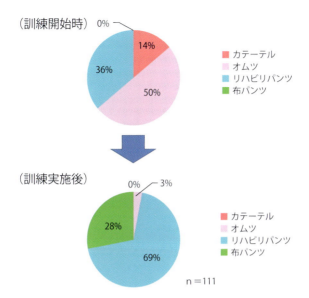

図7：オムツ・パンツ等の使用状況の変化

> 図上部の訓練開始時は、カテーテルやオムツ装着患者さんが半数以上を占めていたのに、3ヶ月の訓練実施後には、オムツ装着患者さんを3％まで減らせることができた。

者さんが36％でした。それが何と3ヶ月の訓練実施後には、オムツ使用患者さんはたった3％に減ってしまいました。そして膀胱・直腸障害リハビリをする前には1人もいなかった布のパンツ、そう、私達と同じように布のパンツで、オムツなしで自分で排泄できる患者さんが、何と28％にもなったのです。これらの結果は従来「排泄障害の患者さんにはリハビリの効果が少ない」という過去の風説を見事に覆してしまったと言えます。

27

4 リハビリ療法士の夜間介入の効果

　このような新しい集中リハビリを行う前に、私達は2012年(平成24年)9月より、リハビリ療法士による、病棟での夜間勤務を始めました。この取り組みは現在も継続していますが、(図8) に2015年(平成27年)3月までの夜間における患者さんの転倒・転落件数の推移を示します。

(リハビリ夜勤あり病棟・100床当たり)

	レベル0	レベル1	レベル2	レベル3a	レベル3b	レベル4	レベル5	合計
2012年(平成24年)8月	11.0	5.5	4.6	0.0	1.1	0.3	0.0	22.5
2012年(平成24年)9月	7.2	3.4	5.8	1.1	0.0	0.0	0.0	17.5
2012年(平成24年)10月	5.4	5.5	5.0	0.5	0.3	0.0	0.0	16.7
2012年(平成24年)11月	4.0	5.0	3.8	1.5	0.0	0.0	0.0	14.3
2014年(平成26年)4月	1.1	8.8	5.5	0.0	0.0	0.0	0.0	15.4
2014年(平成26年)8月	1.1	2.2	6.6	0.0	0.0	0.0	0.0	9.9
2014年(平成26年)12月	0.0	2.2	4.4	1.1	0.0	0.0	0.0	7.7
2015年(平成27年)3月	0.0	4.4	4.4	1.1	0.0	0.0	0.0	9.9

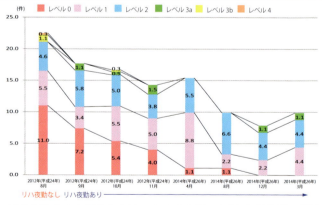

図8：リハビリ療法士の夜間介入病棟における夜間の転倒・転落件数の推移

> 2012年(平成24年)8月が、リハビリ療法士による夜間介入を実施していない状況での結果であり、その後、リハビリ療法士による夜間介入を行うことにより、徐々に事故が減少し、転倒転落の発生率低値の状態を維持できている。

第1章　患者さんに必要なリハビリは何ですか？

　リハビリ療法士の夜間介入は1人で、理学療法士か作業療法士が担当し、少し動くことのできるようになった患者さんへのトイレ介助訓練を主に行いました。夜間介入導入前の2012年（平成24年）8月に比べると、転倒・転落件数が明らかに減りました。

　夜間介入を導入する前は100床当たりで1ヶ月22.5件の転倒・転落事故があったものが、夜間介入後は減少し、17.5件→16.7件→14.3件→15.4件となり、一番少ない月は7.7件まで減少しました。

　また（図9）のように、FIM[*]の点数も15.7点から18.3点と有意によくなりました。このリハビリ療法士の夜間介入の成果について、当時のリハビリ界の幹部の先生に話して意見を求めたところ、「患者さんが活動していない夜に理学療法士、作業療法士を働かせる意味がない」と一言のもとに否定されました。その言葉を聞いて「ああやっぱり日本のリハビリは基本の考えから正さなければどうにもならないことだ」と感じたのです。

あなたのリハビリは間違っていませんか

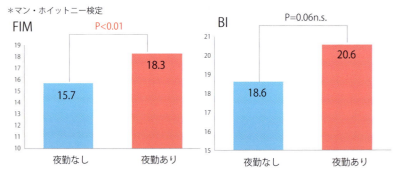

図9：リハビリ療法士の夜間介入による効果比較

> 2014年（平成26年）4月1日から2015年(平成27年)3月31日までの1年間、リハビリ療法士による夜間介入を行った患者さんと夜間介入なしの患者さんをFIMとBI※で比較したところ、リハビリの効果を示すFIMに有意な差が見られた。リハビリスタッフの夜間介入は必要であると言える。

　理学療法士、作業療法士の夜勤など、その当時全国のどこの病院でも実施されていなかったことでしたが、思いついて実行してよかったのです。朝の9時から夕方の5時頃まで、リハビリ療法士が活動中に訓練するのはわかりますが、それはあくまでリハビリ療法士が勤務している間という、病院側の都合でしかありません。

患者さんは、夜6時から翌朝の9時までじっとベッドに寝ているわけではありません。食事も排泄も行います。特に夜中にもトイレに行くこともあるでしょう。

　例えば1病棟の入院患者さん約50人のうち、1割程度の5人くらいが、入院後のリハビリによって「やっと少し歩けるようになった」程度のレベルに達しているとすると、その患者さんは、自分では昼間のリハビリで「ある程度歩ける」と思い込み、夜中の誰もいない間に尿意をもよおすと、トイレに1人で行こうとして、暗い中で転倒してしまう事故が起こりうるのです。

　リハビリ療法士が夜勤をしていると、そのような5人の患者さんを順々にトイレ誘導し、排泄訓練を行うことで、前述のように転倒・転落件数が大幅に減少したのです。

5 ホームワーク（宿題）リハビリ

　私達はさらに遡って、2010年（平成22年）4月からリハビリ訓練室でのマンツーマンのリハビリ以外に、患者さん自らにホームワーク（宿題）を出すことにしたのです。ホームワークとは、患者さんの回復レベルに合わせて、病室やベッド周辺で患者さん自らが行うことのできる運動を指示し、「時間のあるときに行うように」ということで実施してみました。

表3：ホームワーク実施による効果検討　実施群・非実施群患者情報と成果

	実施群	非実施群 (導入したが 　進まなかった患者)	
調査対象	16病院および1施設 入院時自立度がランクAおよびBの方		
人数	136人	114人	
平均年齢	73.5歳	80.7歳	
在院日数	83.8日	115日	
個別リハを受ける時間 （1日当たり）	4.8単位	4.2単位	
FIM利得	20.4点	13.5点	有意差あり
BI利得	28.0点	16.7点	有意差あり

※本調査は、回復期リハビリテーション病棟に限ったものではない。
　地域包括ケア病棟、療養病床や介護老人保健施設のデータも含んでいる。

　（表3）は250人の患者さんにホームワークを出して、そのうち136人が

第1章　患者さんに必要なリハビリは何ですか？

ホームワークを実施できた患者さんで、114人はうまく進まなかった患者さんだったので、分けて効果を比較してみたものです。

　ホームワークを実施できた患者さんの平均年齢は73.5歳で、実施できなかった患者さん群は80.7歳となりました。やはり高齢になると実施率が下がるのはやむを得ないことですが、両群のFIMの改善は実施群の20.4点に比べると非実施群は13.5点と、明らかにホームワークの効果が実証されました。主なホームワーク内容は（図10）のとおりです。

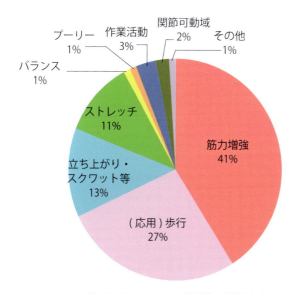

図10：ホームワーク（宿題）の訓練内容

あなたのリハビリは間違っていませんか

第2章
日本のリハビリ提供体制の問題点

1 日本のリハビリ提供体制は
　どうなっているの？
2 疾患別リハビリの問題点
3 算定日数上限を超えたリハビリの有用性
4 急性期病院での入院期間とリハビリの関係
5 「フレイル」をご存知ですか？
6 慢性期病院における急性期医療の後始末

あなたのリハビリは間違っていませんか

1　日本のリハビリ提供体制はどうなっているの？

　これまでに述べたリハビリ療法士の夜間介入や、ホームワークだけでなく、私達はそれまでも決まっていたリハビリ提供体制の決まりにとらわれないリハビリを行っています。

　国で決められているリハビリ提供体制の決まりでは、回復期リハビリテーション病棟※では、患者さん1人当たり1日9単位までしかリハビリを行うことができないことになっているのです。

　1単位とは、20分間でリハビリ療法士が患者さんと1対1で訓練する個別リハビリ※のことを示しています。そしてその1日に行うことのできる上限9単位のリハビリは、例えば脳卒中を発症した月も、発症から6ヶ月後も全く同じで、1日の上限は9単位と決められているのですから驚きです。

　本来、医学的常識から考えると、「発症後、早いうちに集中してリハビリを行う方が、はるかに効果がある」のですが、この医学的常識から大きくかけ離れたシステムを、一体いつ、だれが、どうして決めたのでしょうか。何らかのEBMはあったのでしょうか。多分当時のリハビリ界の幹部が、厚労省の人達と話し合って決めたのだと思いますが。

　そのように決まっているからといって患者さん1人当り1日9単位（3時間）以上のリハビリをしてはいけないというわけではありません。つまり、

第2章　日本のリハビリ提供体制の問題点

「3時間以上いくらでもリハビリするのは自由ですが、1日9単位までしか国は報酬を支払いませんよ」ということなのです。

　脳血管疾患等リハビリなら、1単位（20分）で2,450円なので、1日に2,450円×9単位＝22,050円以上は病院に支払わないので、発症月に集中して、1日6時間とか9時間のリハビリをするとなると、1日当たりの収入は同じでも、1単位当たりの収入が2分の1から3分の1になるだけのことです。

　1日当たり患者さんにリハビリをして報酬として認められるリハビリ単位数の上限は決まっていても、それ以上のリハビリをしてはならないという訳ではありません。だから、1日9単位だけでなく、患者さんのためを思えば、できる限り患者さんの状態が許すまで、早期に集中してリハビリをした方がよいことはわかっているので、そのようなリハビリを実施しているのです。

　しかし一方で、「1人のリハビリ療法士は、患者さんに1週間で平均108単位までしかリハビリを実施することができませんよ」、という決まりもあるのです。週5日勤務として、理屈の上では1日当たり最大21～22単位のリハビリができますが、1日8時間の勤務時間では、1日18単位のリハビリが精一杯です。すなわち、脳梗塞※を発病して間もない患者さんに1日9時間のリハビリをするとなると、リハビリ療法士は2人がかりで、勤務時間内の多くを1人の患者さんにかかりきりでリハビリをしなければなりません。

あなたのリハビリは間違っていませんか

　しかしそうすることによって、その患者さんが明らかに良くなって、自分のことが自分でできるようになるまで回復して、家に帰ることができれば、私達も大満足なのです。そしてその目をみはる回復は、家族や地域の人の話題となり、またリハビリ患者さんがその病院に来てくれるきっかけになるのかもしれません。

　病院によっては1人の患者さんに許されている上限9単位のリハビリをばっちり行い、1人のリハビリ療法士が、週休2日制の勤務時間からいうと、実質1日に22単位ものリハビリを実施したら、その病院は最大限、効率的に大きな収入を得ることができるでしょう。

　ただし、1人のリハビリ療法士の勤務時間は、労働基準法によって8時間と決められていますので、1時間の昼休みを除くと7時間しかありません。また、1時間くらいはリハビリ実施記録の記入、入力作業や会議等もありますので、どんなに頑張っても6時間くらいしかリハビリはできません。だから、1日に実施可能なリハビリ単位数は最大18単位であると考えています。

　しかしながら、ただ単に20分単位のリハビリを患者さんに9回実施したというだけで、どのような成果が出たかについては、今まで特に規定などありませんでした。だから提供されるリハビリも、リハビリ療法士や病院によって、千差万別なのです。

　その日のリハビリ療法士の1日18単位の実施計画表の中に書かれている

第2章　日本のリハビリ提供体制の問題点

患者さんが3人いたとして、それぞれその日は6単位実施する計画です。しかし、1人の患者さんが、「熱が出てしんどいから」とか、もう1人の患者さんも「リハビリ室に行くのは嫌だ」などと言うこともあるでしょう。健康な人でも体調の悪い日や気分がすぐれない日もあります。それも病院の入院患者さんですから、そんなことは常にあるはずです。

しかしリハビリ療法士はめげません。計画書に書いたとおりに患者さんに決めているリハビリ単位数を提供しなければ、穴があいてしまうからです。そこで彼らは、患者さんのベッドサイドに行って、身体をさすったり、「マッサージ※」をしたりするのです。それをリハビリといえるのでしょうか。私は疑問に思います。

思いきって、その日のその患者さんのリハビリは休んで、別の患者さんにリハビリを提供するように「計画を変える」などして対応するのが良心的な病院ですよね。

決めたことを「最大限に効率よく、決まったリハビリ単位をすべて行う」ことで、病院の収入が計画通り、きっちりと確保されることに一生懸命になっている病院の方針の中で働いているリハビリ療法士がいるとしたら、私なら「そんな病院は辞めて、本当に患者さんのためになるリハビリを自由にできる環境の場を見つけなさい」と言うでしょう。このように制度や決まりが人間の良心を奪ってゆく過程を見ることは、過去のリハビリ界ではよく見られたことなのです。「患者さんがどんどん良くならない限り、そ

あなたのリハビリは間違っていませんか

のリハビリは評価されない」ことぐらい誰でもわかるはずなのに、残念です。

2　疾患別リハビリの問題点

　さらにもうひとつ大きな決まりがあるのです。それは病気によりリハビリを受けることのできる日数が制限されているのです。（表4）

表4：疾患別リハビリの標準算定日数と1単位当たりの点数

リハ種別	脳血管疾患(I)	廃用症候群(I)	運動器(I)	呼吸器(I)	心大血管(I)
標準算定日数	180日	120日	150日	90日	150日
点数	245点	180点	185点	175点	205点

2016年(平成28年)4月現在

　脳血管疾患等リハビリは180日、廃用症候群リハビリは120日、運動器リハビリは150日、呼吸器リハビリは90日、心大血管疾患リハビリ※は150日となっていて、それ以上の期間リハビリを行っても維持期リハビリ※として1ヶ月に13単位しか請求できません。

　それは世の中に悪い病院もありますから、いつまでもだらだらと、何年でもリハビリを行うことを認めていたら、国の医療費はいくらあっても足りませんから、ある程度の規則があるのは当然です。

あなたのリハビリは間違っていませんか

　しかし、例えば1日18単位の脳血管疾患等リハビリを、日曜祝日も関係なく集中して行い、3ヶ月で改善して退院したとすると、収入は合計して1日当たり 22,050 円 × 90 日 = 1,984,500 円となりますが、ゆっくりと1日9単位のリハビリを6ヶ月間、約180日の上限ぎりぎりまで行って退院したとすると、22,050 円 × 180 日 = 3,969,000 円になるのです。これはリハビリの収入だけですから、6ヶ月間の入院だと入院費は3ヶ月の倍となり、莫大な収入として病院経営的にはベストな方法になるのです。

　今は脳血管障害の患者さんに認められているリハビリ算定日数※は180日ですが、神経麻痺※の患者さんに対して、180日もかかって少しずつ訓練して回復していく過程でも、一方で、麻痺※の状態は、筋緊張が低下する「弛緩性麻痺※」から、筋緊張が亢進する「痙性麻痺※」へと変化し、筋肉は萎縮し、関節は拘縮※が始まっていきます。

　詳しく説明すると、中枢性神経麻痺※の場合は脳出血※や脳梗塞で脳が圧迫されたり、血液が脳神経に届かなくなったりすると、神経が損傷されます。そうすると筋肉に分布している神経への伝達能力がなくなり、例えば腕なら「だらん」として力が入らなくなり、自分で動かせなくなるのです。（筋緊張の低下：弛緩性麻痺）

　しかし、その腕の状態をそのまま放置しておくと1ヶ月もしない内に筋肉がこわばって（筋緊張の亢進：痙性麻痺）、関節の周囲の腱※や関節包※や筋肉が動かないままに硬くなり、ほとんど動かなくなったり、変な形のま

第2章　日本のリハビリ提供体制の問題点

ま固まってしまうのです。これを拘縮といいます。動くことによって、局所に血液が流れることで、そこの組織が甦るのです。動かさなければ、血液は十分に流れず、組織は線維化して固まります。

　こうなると、もう押しても引いてもその腕は元には戻らないのはもちろん、有効な腕としての役目はほとんど期待できません。ということは皆様もおわかりのように、発病後1ヶ月以内に集中的で継続的、かつ長期間のリハビリを受けなければ、動かなくなった腕は邪魔なだけのやっかいものでしかなくなるのです。そのような医学的常識から考えると、現在のリハビリの保険上の制度は少しおかしいのです。

　例えば脳血管疾患等リハビリであれば180日間、毎日9単位ずつリハビリを行うことが可能で、1単位は20分間、理学療法士、作業療法士、言語聴覚士のどの職種であろうとリハビリを行えば2,450円の報酬です。3単位続けて行えば1時間以上となり、2,450円×3＝7,350円を保険請求することができます。

　そうなんです。脳卒中になって1ヶ月目も6ヶ月目も1日9単位まで、すなわち3時間までしか認められていません。この規定自体が医学的常識には合致しません。しかし厚労省は「1日何単位、何時間リハビリをして頂いても結構ですよ、しかしその内の1日3時間、9単位分しか保険上では認められません」と言っていることになります。だから医師が必要を認めたら、患者さんの全身状態が良ければ、18単位の6時間でも、27単位の9時間で

もリハビリしても構わないのです。

　しかし保険診療上の決まりとしては、リハビリ療法士が患者さんと1対1で向かい合って、1単位20分以上訓練した時にはじめて認めるのです。保険診療ですから、何らかの厳しい取り決めをしておかないと、リハビリの現場で「ごまかそう」としたり、「いいかげん」にしたりする病院が頻発したら困るからなのです。だから逆に言うと、保険診療の最低の基準さえ守れば、後のリハビリは「自由にして頂いても結構ですよ」ということにもなります。だったら1日9単位の3時間は個別リハビリを提供し、3時間はチームリハビリ※すなわち集団リハビリ※に参加してもらい、残りの3時間は患者さん自らがリハビリ療法士からホームワークを出してもらって、病室等で自分でできる範囲のリハビリをすれば、都合9時間すなわち1日27単位分のリハビリをしてもよいのです。しかし2,450円×9＝22,050円しか「保険からは出ませんよ」というだけのことです。しかし病院のリハビリの現場では、保険で決められている範囲を最大限に行って、最高のこの22,050円を病院の収入として3時間だけ行って、それ以外のリハビリをしようとしない病院がほとんどなのが現実です。患者さんは持続的に長時間リハビリに耐えられませんので、休みながらしていると、1日の内ほとんどをリハビリに明け暮れるくらいでないと十分な回復はできないと私は思っています。しかしながらリハビリの現場は、担当した患者さんが良くなることより、病院の収入を確実にあげる方を選んでいるのが現実です。だか

第2章　日本のリハビリ提供体制の問題点

ら180日間、休日もなく毎日計3時間の個別リハビリを提供し、発症月も180日目も全く同じペースでリハビリを日課のように続けている回復期リハビリテーション病棟を持つ病院が多いのが残念ながら真実なのです。180日間毎日、病人である患者さんが元気で継続してリハビリを受けることができないこともあるのが通常なのに、必ず1人1人のリハビリ療法士に1日の担当患者さんの時間割り表を作って、そのノルマを確実に達成するために、仮に患者さんが調子が悪い日でも、悪いなら悪いなりにベッドサイドにおもむき、マッサージだけをして、予定の時間のリハビリとして行っているような行儀の悪い病院も散見されます。患者さんもしんどい時もあれば別の病気が合併することもあります。そんな日は1日くらいリハビリを休ませてあげることの方が大切です。そんなこんなでリハビリの点数が取れる180日の期間が過ぎてしまうと、患者さんが良くなっていようが、良くなっていなかろうが強制的に回復期リハビリテーション病棟を退院させてしまうのです。これではその病院は結局、結果に責任をとっていないことになりますよね。そういうことが、リハビリ界では長い間続いて来たのです。

　残念ながら、良い方向にリハビリが動くように、と厚労省が決めた決まりを逆手にとって、その決まりを最大限に利用しようとする病院も、わずかながらも存在するのです。そういう病院は、地域からあまり評価されていなくても、経営は順調ということになります。

3　算定日数上限を超えたリハビリの有用性

　良心的なリハビリ病院では、発症から月数が経って急性期病院※から紹介されて来た場合、リハビリを受けられる期間（算定日数上限）を過ぎていても回復する見込みがあれば、リハビリを継続しています。しかしながらいくらリハビリを提供しても、維持期リハビリとして1ヶ月に13単位しか請求できません。そこは医療人としての意地というか、「この患者さんを何とかして良くしよう」という意気込みだけですが、それによってその患者さんが良くなり、歩いて自宅に帰ることができたら、それはそれでリハビリチームの勝利です。

　良心的な病院は、リハビリの算定日数上限を過ぎても患者さんのためのリハビリを続けているのではないかとの仮定のもとに日本慢性期医療協会で2013年（平成25年）6月に調査した結果を（表5,6）に示します。

調査協力病院	73病院
対象患者数	624人
平均年齢	77.6歳
性別　男性	278人
女性	346人

表5：2013年（平成25年）
日本慢性期医療協会実施
算定日数上限を超えたリハビリテーション効果調査

調査協力病院数、対象患者情報

表6：算定日数上限を超えたリハビリテーション効果をFIMで示したもの

FIM	① リハ介入開始から算定日数上限までの変化	② 算定日数上限から6ヶ月後の変化	③ ①+②	④ 算定日数上限から6ヶ月後の改善割合 ②/③
改善群全体	9.0±18.4点	7.1±9.9点	16.1点	44.1%
脳血管改善群	11.4±19.4点	7.1±11.0点	18.5点	38.4%
運動器改善群	6.7±17.4点	6.1±5.3点	12.8点	47.7%
廃用改善群	2.1±14.2点	9.3±11.5点	11.4点	81.6%

　驚いたことに調査に協力してくれた73の病院では624人が算定日数を超えても無償のリハビリを実施していました。さらにリハビリ介入開始後、算定日数上限までに改善したFIM①と算定日数を過ぎてからの6ヶ月後までに改善したFIM②の点数を見ると、リハビリ介入開始後、算定日数上限を超えて6ヶ月まで行ったリハビリ実施期間内で、算定日数上限を超えた期間における改善割合が、リハビリ実施期間全体の44％を占めていることが分かりました。廃用症候群リハビリの場合は、むしろ算定日数を超えてからの方が改善割合が高くなっています。

　これらの調査には私の病院も入っていますが、多くの病院で良心的なリハビリを提供してくれていて、成果を出していることは本当に心強いこと

あなたのリハビリは間違っていませんか

です。

　今までのいくつかの事実から考えるとリハビリはいわゆる出来高払い※というか、規約ばかり作って、リハビリの無限の可能性を縛っているように思いませんか。一部のきちんとしない病院のために箍（たが）を入れすぎることは、多くの善良なリハビリ提供病院にとっては、とても窮屈で、患者さん個人個人によって異なるリハビリの提供を自由にできにくい状況です。これからは思いきって厚労省も、リハビリは地域包括ケア病棟※のように最低２単位以上とし、後はすべて包括性※にしてゆくべきではないでしょうか。(P136第５章１「地域包括ケア病棟」誕生 参照)このような決まりは、２年に１回の診療報酬改定と、６年に１回の医療介護同時改定において検討され、決められています。

　１人の人間が病気になって元の日常生活に戻るためには、リハビリという医療技術は必須です。今決められている５つの疾患別リハビリ（脳血管疾患等リハビリ、廃用症候群リハビリ、運動器リハビリ、呼吸器リハビリ、心大血管疾患リハビリ）だけでなく、疾患の数だけ、その疾患に合ったリハビリが必要です。もはや「何のリハビリはこれだけしなさい」とか、「何のリハビリは３ヶ月しか認めません」とか、「何のリハビリは点数は低くします」とか厚労省が箸の上げ下ろしまで言わないで、包括性すなわち「リハビリはどの患者さんにどれだけの回数や期間行っても入院料の中に包括されていますよ」というように現場に任せてはいかがでしょうか。そうす

第2章　日本のリハビリ提供体制の問題点

れば世の中というものは結局「良いもの」「大衆から評価されるもの」「よい結果を残したもの」が多くから認められ、その現場に患者さんが集まることとなります。その逆であれば患者さんから選ばれないので、やがて病院は消えてゆくでしょう。そういう自然の摂理に任せてみることも大切です。

4　急性期病院での入院期間とリハビリの関係

　リハビリを中心として提供する病院では、主に急性期病院からのリハビリ依頼の紹介を受けて患者さんは入院します。ところが、急性期病院によっては発症後や受傷後1～2週間で紹介してくる良心的な病院もある代わりに、自分の病院の空床が多くならないように、なかなか患者さんを退院させないで、リハビリを中心に行ってくれる病院を紹介をして転院してもらおうとしない急性期病院も多いのです。

　急性期病院では、リハビリ療法士が少ないので、十分なリハビリが行えていないことをわかっていながら、自院の収入を第一に考えて、発症から1～2ヶ月以上経ってから、やっと紹介して転院させてくる病院も多いのです。

　そうなると日本のリハビリの決まりでは、「リハビリの許されている期間は発症からの日数」ですから、リハビリを中心とする病院では、患者さんが発症して急性期病院に入院していた期間を除いた範囲でリハビリを提供しなければなりません。

　しかしながら当然、発病から数ヶ月経てば、麻痺も拘縮傾向にまで至っており、回復は明らかに不十分で、そのような状況で急性期病院から紹介入院してきた患者さんに対し、リハビリを期限いっぱい実施しても、在宅復帰は困難なことが多いのです。

第2章 日本のリハビリ提供体制の問題点

そこで私達は、2015年（平成27年）4〜10月において、急性期病院からの紹介で慢性期病院※に入院した患者さんについて、急性期病院に入院していた期間と、慢性期病院に入院していた日数とリハビリの効果を示す「FIM効率※」を調べてみました。（表7、図11）

表7: 急性期病院から慢性期病院に紹介入院した患者調査
　　　対象患者情報および急性期病院での在院日数

対象施設	22病院 （東京・神奈川・千葉・大阪・兵庫・徳島・山口）
調査対象期間	2015年(平成27年)4月1日〜2015年(平成27年)10月31日
対象者（n）／性別	1,446人／男性674人、女性772人
平均）年齢 ± SD	79.2 ± 11.4歳
平均）急性期病院在院日数 ± SD	40.7 ± 42.2日
平均）自院在院日数 ± SD	64.7 ± 42.0日

急性期在院日数	対象者数
1〜7日	76人
8〜14日	146人
15〜21日	226人
22〜28日	233人
1〜2ヶ月	531人
2ヶ月〜	234人

急性期在院日数	対象者数
1ヶ月未満	681人
1ヶ月以上	765人

※ 調査期間中に死亡された方、新たな疾患の発症や急性増悪により著しく状態不良となった方を除く。

あなたのリハビリは間違っていませんか

（図11）に示したように、急性期病院での入院期間が長ければ、明らかに慢性期病院に入院した患者さんのFIMの点数が低いことが分かります。これは急性期病院での入院中にリハビリを積極的に行わなかったために、体を思うように動かすことができず、患者さんによっては「寝たきり状態」で慢性期病院に入院してこられたのでしょう。

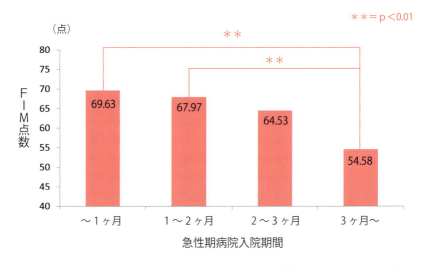

図11：急性期病院での入院期間別　慢性期病院の入院時FIM点数の比較

> 横軸が急性期病院での入院期間を、縦軸がFIM点数を示す。急性期病院での入院期間が長ければ、患者さんが実際に「できる」動作具合を示すFIM点数が低くなっている。

第2章　日本のリハビリ提供体制の問題点

また、急性期病院での入院期間と、その後の慢性期病院での入院期間とFIM効率の関係を比べたところ、急性期病院を1ヶ月未満で退院して、慢性期病院に入院された患者さんの方が、1ヶ月以上経ってから来られた方より、10日も早く退院されています。(図12) また、1日当たりのFIMの向上点数を示すFIM効率も、急性期病院での入院期間が1ヶ月未満であった患者さんの方が高い数値を得られました。(図13)

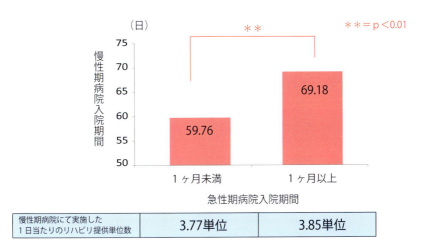

図12：急性期病院での入院期間別　慢性期病院での入院期間の比較

急性期病院での入院期間が短ければ、急性期治療後を受け持つ慢性期病院での入院期間も短い。

あなたのリハビリは間違っていませんか

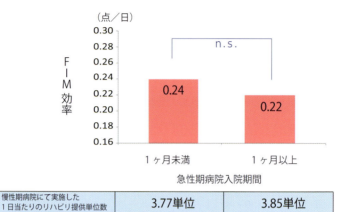

* シャピロ・ウィルクの正規性検定 → マン・ホイットニー検定

図13：急性期病院での入院期間別　慢性期病院でのリハビリ効果の比較（FIM効率で比較したもの）

> 急性期病院での入院期間が短ければ、1日当たりの FIM向上点数を示すFIM効率が高く、慢性期病院でのリハビリ効果が高いことが分かる。
> FIM効率＝1日当たりのFIMの向上点数のこと。
> （FIM利得※／在院日数）

日本で寝たきり状態の患者さんが多いのは、中途半端な「なんちゃって急性期病院」が患者さんを必要以上に長く入院させているからであることは、間違いありません。

5 「フレイル」をご存知ですか？

「フレイル※」という言葉を聞いたことはありますか？

「フレイル」は、国や医療界において最近特に注目されているもので、「加齢とともに、筋力など心身の活力が低下した状態」のことと定義されています。

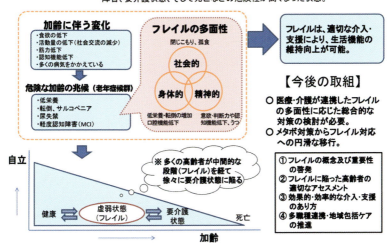

図14：フレイルの定義

（図14）のように、健康で自立した状態と要介護の状態の中間に位置する「虚弱状態」のこととされており、年齢とともに徐々に進行するものと

あなたのリハビリは間違っていませんか

思われていますが、高齢者医療に長年携わっている者としては、フレイルは手術、脳卒中、重症感染症などで急性期病院に入院した高齢の患者さんが、急性期病院での入院期間の後半に急速にフレイルに陥っているのではないかと考えています。

だから、徐々にフレイルになるというよりは、入院後の、特に急性期治療が終わったものの、リハビリなどを十分にせず、そのまま入院している急性期病院での入院期間の後半の期間にフレイルが進行しているのです。

例えば、脳卒中を発症すると、嚥下障害を伴うことが多く、食事をとれなくなった患者さんに、中心静脈栄養だけで栄養を補おうとしても十分な栄養とカロリーを満たすことができず、フレイルになるのです。だからといって、経管栄養や胃瘻造設を行えば、高齢者への安易な胃瘻造設への不要論が出てきます。

では、嚥下障害を発症した患者さんが、何も適切な治療をせずにいることで、徐々にフレイルになって亡くなられることに対し、それを「ターミナル※」であると主張するのはちょっと違うのではないかと考えています。

すなわち、急性期病院では、臓器別専門医の先生方が主病名の治療を行うことで、その治療によって受けた「医原性身体環境破壊※」を、入院後半期に十分回復させることができず、急激にフレイルに陥る場合が多いのです。(P63 第2章 6 慢性期病院における急性期医療の後始末 参照)

そこで、急性期病院で20日以上入院している患者さんの早期退院促進が

第2章　日本のリハビリ提供体制の問題点

高齢者のフレイルの発生の最大の予防策となるのではないでしょうか。

国をはじめとする多くの専門家は、フレイルは老化に伴って慢性的に徐々に進行するものと思われておられる方が多いので、フレイルの進行を予防する方法等が議論されていますが、フレイルの「治療」についても積極的に議論すべきではないかと思います。

フレイルに対するリハビリは、疾患別リハビリで言えば、廃用症候群リハビリの範疇に入ります。すなわち、低栄養※、筋力低下、筋肉萎縮、意欲低下、活動性低下などにより、ADL※が低下している状況です。さらに環境の変化により、精神状態が不安定になったり、色々なものに対する喪失感も原因となります。

治療としては、廃用症候群を起こした原因の疾患への治療が必要なものの、その根本治療と同時に、フレイルに陥らないような治療やケアも並行して行わなければなりません。また、原疾患治療のための薬の副作用にも十分に注意しなければなりません。

しかし、廃用症候群のリハビリは、患者さんを取り巻く身体的環境因子を改善すれば、脳血管障害のような神経損傷はないので、早期に積極的なリハビリを行えば、早期回復が期待できます。

脳卒中を発症し、片麻痺になって、意識ははっきりしているのに嚥下障害があると、積極的な治療をせず、もうこのままターミナル状態であると判断されてしまうこともあるのです。フレイル予防の為に、栄養改善をし

て、車椅子自立をしていくということが適切な治療法だと思いますが、「予防」だけではなく、フレイルに陥った時にどのようにして回復させるかを考え、そのための急速的で積極的な治療をすべきではないかと思います。

　次項の6　慢性期病院における急性期医療の後始末　で詳しく報告しますが、リハビリを有効に行うためには、患者さんの身体の状態の改善が必須です。急性期の入院の後半で作られるものはフレイルだけではなく、身体の各臓器が医原性身体環境破壊により、ガタガタになってPost acute[※]（急性期を経過した患者さんの治療やリハビリを行う）病院に紹介されて来るのです。それらの患者さんの状況に加え、低栄養を中心としたフレイル治療について述べますが、ここで低栄養の治療について、私達が考案した「平成式必要栄養量算出法」について詳しく紹介したいと思います。

高齢者の必要栄養量算出には、さまざまな方法がありますが、私達が考案した「平成式必要栄養量算出法」は、現状での栄養状態を維持するための必要栄養量だけではなく、これまでに不足した栄養分を補正するという考えにより、生活活動係数やストレス係数について、客観的に評価された指標を用い、低栄養や褥瘡※を有する場合の補正も行えるようにしています。（表8）

表8：平成式必要栄養量算出法

必要エネルギー量(kcal/日)	BEE(kcal)×加剰係数+加算補正単位
必要タンパク質量(g/日)	体重(kg)×加剰係数+加算補正単位
必要脂質(g/日)	エネルギー(kcal)×0.2÷9+加算補正単位
必要水分量(cc/日)	30(cc)〜35(cc)×体重(kg)

　BEE※（Basal Energy Expenditure）は、基礎代謝であり、私達の体は安静にして身体を動かしていなくても、呼吸をしたり、心臓を動かしたり、体温を調節したりなど、生命活動のために常に消費されているエネルギーを示します。間接熱量計等を用いれば簡単に個別のBEEを知ることができますが、間接熱量計は高価で、あらゆる病院や施設などに常備されているわけではありません。また全ての高齢者に厳格な実測が必要なわけではないので、通常は主に、性別・年齢・身長・体重の４つの変数を用いてBEE

を予測するHarris-Benedictの式が用いられていますが、計算式が複雑なため、体重から簡易的にBEEを予測する方法もあります。（図15、表9）

基礎代謝（Basal Energy Expenditure:BEE）
Harris-Benedictの式

● 男性
[66.47 + 13.75W + 5.0H － 6.76 A]
● 女性
[655.1 + 9.56W + 1.85H － 4.68 A]

W：体重（kg）　H：身長（cm）　A：年齢（歳）

図15：Harris-Benedictの式

表9：体重別BEE測定表

体重	BEE
30 kg	850 kcal
40 kg	950 kcal
50 kg	1,050 kcal
60 kg	1,150 kcal

加剰係数は、活動係数として「障害高齢者の日常生活自立度[※]（寝たきり度）」と、認知症係数として「認知症高齢者の日常生活自立度[※]（認知症自立度）」とストレス係数を用います。「認知症自立度」が重度になるほど、低栄養が多いというこれまでの調査実績などから、取り入れています。ス

トレス係数は、術後や外傷（骨折）の他に、炎症反応や感染症・やけどなどによって、数値の悪化を示す CRP（炎症反応）と WBC（白血球）による感染症判断基準を用います。（表 10,11）

表10：加剰係数

活動係数		認知症係数		ストレス係数	
障害高齢者の日常生活自立度（寝たきり度）		認知症高齢者の日常生活自立度（認知症自立度）		（感染症判断基準(表11)に基づく）	
意識低下状態	1.0	なし・Ⅰ	1.0	なし・正常	1.0
C2	1.1	Ⅱ・Ⅲ	1.1	軽度感染症	1.1
B2・C1	1.2	Ⅳ・M	1.2	術後	1.2
B1	1.25			外傷(骨折)中等度感染症	1.3
A1・A2	1.3			重度感染症	1.5
J1・J2	1.4				

表11：感染症判断基準

CRP(mg/dl)		WBC(/μL)
0〜0.3未満	正常	4,000〜8,000未満
0.3〜3.0未満	軽度感染症	8,000〜12,000未満
3.0〜10.0未満	中等度感染症	12,000〜20,000未満
10〜	重度感染症	20,000〜

加算補正単位は、1単位をエネルギー200kcal、たんぱく質10g、脂質6gとし、ALB値、BMI、脂肪量（TSF）、筋肉量（AMC）、褥瘡のサイズを用いて定めます。（図16）のⅠ〜Ⅳのいずれに該当するかを確認し、最も数値

の悪い項目について、補正単位を決定します。(図16)

加算補正単位

1単位：エネルギー200kcal、タンパク質10g、脂質6g

【褥瘡の補正単位】
最長直径(L)cm　最短直径(S)cm　深さ(D)cm
褥瘡肉芽露出面積(cm^2)
　　　　　　≒L×S+2×D×(L+S)

【ALB値と身体計測からの補正単位】

指標項目	I	II	III	IV
ALB (g/dl)	3.6～4.0	3.0～3.5	2.5～2.9	2.5未満
BMI	17～18.5	16～16.9	15～15.9	15未満
%TSF AMC	90～95	80～89	70～79	70未満
加算補正単位	0.5単位	1.0単位	1.5単位	2.0単位

褥瘡肉芽露出面積 (cm^2)	加算補正単位 (単位)
～50	1.0
51～100	1.5
101～150	2.0
151～200	2.5
201～250	3.0
251～300	3.5
301～350	4.0
351～400	4.5

図16：加算補正単位

　褥瘡については、褥瘡の肉芽露出面積と喪失たんぱく質量はほぼ比例すると考え、肉芽露出面積を概略で算出し、その面積別に加算補正単位を定めています。褥瘡の肉芽露出面積算出に当たっては、褥瘡の最長直径（L）cmと最短直径（S）cmと深さ（D）cmを測定し、次の計算式で算出します。
褥瘡肉芽露出面積（cm^2）≒ L×S + 2×D×（L + S）

　このように、必要栄養量の決定において大きな影響因子となる加剰係数・加算補正単位を設定することで、不足栄養量の補正が可能となり、患者さんそれぞれの状態に応じた栄養管理を行っています。

6　慢性期病院における急性期医療の後始末

　脳卒中等を発症したら、救急車で急性期病院へ搬送されて、それぞれの臓器別専門医の先生方が、主病名の治療にあたります。

　高齢者の場合、この主病名の治療のための相次ぐ検査による絶食や治療による食欲低下、絶対安静による心身の廃用、大量の薬剤投与等により、かえって身体環境を悪化させることが多いのです。これを「医原性身体環境破壊」といいます。

　急性期病院では、主病名の治療が専門なので、急性期治療後は速やかにリハビリや慢性期治療を積極的に行う慢性期病院へ転院すべきです。実際に急性期治療後すぐに慢性期病院へ転院してきた患者さんのリハビリ等の成果が上がったのは、先述したとおりですね。
（P50 第2章4 急性期病院での入院期間とリハビリの関係 参照）

　急性期医療の役割としては、正確な診断力・技術力・急性期治療力が要求されますが、これに対し、慢性期医療の役割は、急性期医療の後始末・リハビリ力・慢性期治療力であると考えています。

　この「急性期医療の後始末」について、なかなかおだやかな言葉ではありません。急性期医療の担当医は誠心誠意、適正に治療していると思っているので、慢性期医療側からそのような指摘を受けることは、心外であると思われるかもしれません。しかしながらこれには膨大な EBM があるのです。

あなたのリハビリは間違っていませんか

表12：新入院患者さんの検査値の異常値割合

	患者数(人)	割合(%)	一番悪い値
BUN 20.1mg/dl 以上	13,626	39.69%	225.9
Na 136.0mEq/L 未満	10,197	29.71%	99.2
Na 146.1mEq/L 以上	898	2.62%	186.5
ALB 3.8g/dl 未満	20,416	59.48%	1.4
TCHO 130mg/dl 未満	5,913	17.23%	21
GLU 111mg/dl 以上	20,903	60.89%	1,122
Hb	18,294	53.29%	2.3
再掲（男性）12.0g/dl 未満	8,273	56.49%	2.3
再掲（女性）11.3g/dl 未満	10,021	50.92%	3.1

2010年（平成22年）1月から2016年（平成28年）6月に、当院を含む16病院に入院した患者さん 34,327人（平均年齢 81.03 ± 11.57歳、男性 14,646人（77.56 ± 12.31歳）、女性 19,681人（83.61 ± 10.26歳））の入院時検査における検査値の異常値割合

（表12）は、私の運営する16の慢性期病院の2010年（平成22年）1月〜2016年（平成28年）6月までの入院患者さんのうち、入院時血液検査で異常を示した人数と割合、そして、一番悪い異常値を示しています。

「低栄養」「脱水※」「電解質異常※」「高血糖※」でこれだけの異常検査値を抱えた患者さんが慢性期病院に入院して来ているのです。残念ながら、急

性期治療後とはいえ、重症状態でやってくる患者さんも少なくありません。

そこで、紹介元の急性期病院からやってくる患者さんの入院時血液検査値異常率の高い病院を順に並べてみました。(表13)

表13：急性期病院から紹介入院してきた患者さんの血液検査値別病院ワーストランキング

	紹介元施設名	患者数(人)	BUN25mg/dl以上				紹介元施設名	患者数(人)	Na136mEq/L未満				紹介元施設名	患者数(人)	ALB3.5g/dl以下			
			人	%	平均	最高			人	%	平均	最低			人	%	平均	最低
1	1公立	21	11	52.4%	31.11	131.40	8公立	26	12	46.2%	135.88	130.00	15民間	21	18	85.7%	3.19	2.60
2	8公立	26	12	46.2%	25.52	59.80	23国立	36	16	44.4%	136.36	128.00	12公的	26	20	76.9%	3.19	2.30
3	19公立	75	32	42.7%	24.70	73.20	31民間	23	10	43.5%	136.49	128.50	18民間	23	17	73.9%	3.29	2.30
4	20公立	69	28	40.6%	26.76	149.90	13公立	45	19	42.2%	137.53	123.00	26公的	71	52	73.2%	3.17	2.00
5	5民間	47	17	36.2%	26.98	225.90	11公的	20	8	40.0%	137.80	131.00	13公立	45	32	71.1%	3.31	2.40
6	23国立	36	13	36.1%	25.45	116.10	18民間	23	9	39.1%	136.44	124.30	11公的	20	14	70.0%	3.33	2.50
7	32公立	49	17	34.7%	26.08	166.10	5民間	47	18	38.3%	136.44	124.00	23国立	36	25	69.4%	3.23	2.00
8	11公的	20	6	30.0%	25.19	97.10	1公立	21	8	38.1%	136.82	126.60	5民間	47	31	66.0%	3.38	2.40
9	15民間	21	6	28.6%	21.75	42.60	2公立	565	209	37.0%	136.84	118.10	28公立	87	55	63.2%	3.39	2.20
10	22公立	36	10	27.8%	22.95	98.30	30公立	102	37	36.3%	136.73	126.30	7民間	35	22	62.9%	3.31	2.00
11	29民間	144	39	27.1%	21.69	85.80	12公的	26	9	34.6%	137.31	126.00	2公立	565	352	62.3%	3.39	1.90
12	28公立	87	23	26.4%	21.87	78.10	26公的	71	24	33.8%	137.06	123.00	8公立	26	16	61.5%	3.36	2.70
13	31民間	23	6	26.1%	21.03	53.10	15民間	21	7	33.3%	137.17	128.20	31民間	23	14	60.9%	3.36	1.40
14	26公的	71	18	25.4%	21.78	119.30	6的	251	82	32.7%	137.30	120.90	30公立	102	61	59.8%	3.46	2.10
15	30公立	102	25	24.5%	20.76	56.70	19公立	75	24	32.0%	137.66	126.50	6公的	251	145	57.8%	3.46	1.60
16	21公立	75	18	24.0%	23.35	176.30	14公的	22	7	31.8%	136.93	124.00	3公的	26	15	57.7%	3.40	2.20

左から「脱水」「電解質異常」「低栄養」の血液検査値異常を示していますが、このような患者さんを紹介しておきながら、紹介元の急性期病院からの紹介状に検査値異常について何らかの記載をされていたのは、わずか1％程度なのです。慢性期病院では、この急性期医療によってもたらされた「医原性身体環境破壊」の後始末を早急に行わなければならないのです。

慢性期病院に急性期病院から紹介されてやってきた患者さんが、(表

12,13)のようにこんなにも悪い状態であると考えると、この入院時の医原性身体環境破壊を改善してからでないと、本格的なリハビリに入れないことになります。何かの病気になって急性期病院に入院して、治療をしたとしたら、病気は改善するのが当然なのに、このように急性期病院へ入院する前の状態よりも各臓器の機能が悪化しているとしたら、慢性期病院では、それらの医療の後始末をしなければ、リハビリへも、自宅復帰へも動くことができないのです。

さて、「脱水」は、高齢者の病態の中で最も普遍的にみられる病態であり、疾病や専門的な治療によって障害された身体環境の悪化の一つとして「血管内脱水※」が多く見受けられます。これは四肢に多くみられる浮腫※や胸水などを除去する目的で安易に利尿剤※を投与すると、浮腫は改善せぬままに、血管内の水分が優先的に利尿され、血管内脱水により、腎不全に陥り、不幸な経過をたどることもあるのです。

そこでこのような患者さんの治療をしている私達は、試行錯誤を繰り返しながら「間歇的補液療法」という治療方法を実践し、日々治療を行っています。

「間歇的補液療法」とは、1日間は栄養投与を行わずに、患者さんごとに計算した1日に必要な水分量の3分の2程度の症状に合った経口補水液のみを投与し、次の2日間は栄養投与を行うという方法を繰り返すことで、脱水改善を行う治療法です。

経口補水液は市販品がありますが、規格は一定です。そこで、高ナトリウム（以下：Na）値の場合は Na 含有量の少ないものを、低 Na 値の場合は Na 含有量の多いものを使用するべきであると考え、Na 値は正常値・低値・高値の3種類、血糖（以下：GLU）値は正常値・高値の2種類、カリウム（以下：K）値は正常値・低値の2種類に分類した12種類の独自の経口補水液（HSW（Heisei Solution Water））を開発しました。（表14）

表14：HSW（Heisei Solution Water）の組成

(100ml当たり)		Na：138mEq/L以上〜145mEq/L未満			
		GLU150mg/dl未満 K3.5mEq/L以上	GLU150mg/dl未満 K3.5mEq/L未満	GLU150mg/dl以上 K3.5mEq/L以上	GLU150mg/dl以上 K3.5mEq/L未満
エネルギー	kcal	10	10	4	4
炭水化物	g	2.6	2.6	1.1	1.1
ナトリウム	mEq/L	51.3	51.3	51.3	51.3
カリウム	mEq/L	0.0	0.2	0.0	0.2
浸透圧	mOsm/L	179	182	135	138
HS No.		HS1-1	HS1-2	HS1-3	HS1-4
(100ml当たり)		Na：138mEq/L未満			
		GLU150mg/dl未満 K3.5mEq/L以上	GLU150mg/dl未満 K3.5mEq/L未満	GLU150mg/dl以上 K3.5mEq/L以上	GLU150mg/dl以上 K3.5mEq/L未満
エネルギー	kcal	10	10	4	4
炭水化物	g	2.6	2.6	1.1	1.1
ナトリウム	mEq/L	85.6	85.6	85.6	85.6
カリウム	mEq/L	0.0	0.2	0.0	0.2
浸透圧	mOsm/L	247	252	203	208
HS No.		HS2-1	HS2-2	HS2-3	HS2-4
(100ml当たり)		Na：145mEq/L以上			
		GLU150mg/dl未満 K3.5mEq/L以上	GLU150mg/dl未満 K3.5mEq/L未満	GLU150mg/dl以上 K3.5mEq/L以上	GLU150mg/dl以上 K3.5mEq/L未満
エネルギー	kcal	10	10	4	4
炭水化物	g	2.6	2.6	1.1	1.1
ナトリウム	mEq/L	0.0	0.0	0.0	0.0
カリウム	mEq/L	0.0	0.2	0.0	0.2
浸透圧	mOsm/L	76	81	32	37
HS No.		HS3-1	HS3-2	HS3-3	HS3-4

このように、患者さんの血液データの変化に対して、これら12種類の経口補水液を適宜使い分けて、経口または経管を通じて投与した結果を（図17,18）に示します。

水分投与は口からの投与が優先されますが、嚥下障害等の理由により、口からの投与が不可能な、あるいは好ましくないと主治医が判断した場合は、点滴による水分投与を行います。

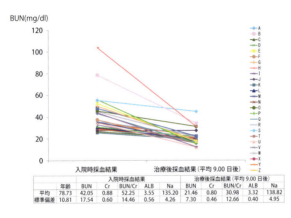

図17：経消化管的に間歇的補液療法を行った26症例の入院時採血と治療後採血（平均9.00日後）

（図17）は、経消化管的にHSWを飲んでいただき、間歇的補液療法を行った26症例の入院時採血による血液検査値と間歇的補液療法による脱水治療を行ったあとの採血結果を比較したデータです。明らかに脱水を示すBUN値が、治療後平均9日程度で正常に近くなっています。

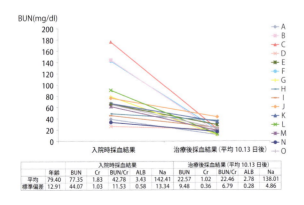

図18：点滴で間歇的補液療法を行った15症例の入院時採血と治療後採血（平均10.13日後）

（図18）は、点滴で間歇的補液療法を行った15症例の入院時採血による血液検査値と間歇的補液療法による脱水治療を行ったあとの採血結果を比較したデータです。明らかに脱水を示すBUN値が、治療後平均10日程度で正常に近くなり、脱水改善していることが分かります。

このように、BUN値が高い症例でも経消化管投与による治療で改善できます。

表15：2015年（平成27年）1月〜12月に入院した患者6,703人のうち、入院時BUN50mg/dl以上の脱水患者231人の間歇的補液療法の実施状況と改善状況

2015年入院患者6,703人のうち、入院時BUN50mg/dl以上の患者231人		
間歇療法を含む低張液投与患者	151人	
改善患者	131人	86.8%
悪化若しくは変化しなかった患者	13人	8.6%
転院	1人	0.7%
死亡	6人	3.9%
低張液未投与患者	80人	
改善患者	55人	68.8%
悪化若しくは変化しなかった患者	15人	18.8%
転院	1人	1.2%
死亡	9人	11.2%

入院時BUN50mg/dl以上80mg/dl未満の患者165人		
間歇療法を含む低張液投与患者	103人	
改善患者	92人	89.3%
悪化若しくは変化しなかった患者	7人	6.8%
転院	1人	1.0%
死亡	3人	2.9%
低張液未投与患者	62人	
改善患者	44人	71.0%
悪化若しくは変化しなかった患者	11人	17.7%
転院	0人	0.0%
死亡	7人	11.3%

入院時BUN80mg/dl以上の患者66人		
間歇療法を含む低張液投与患者	48人	
改善患者	39人	81.3%
悪化若しくは変化しなかった患者	6人	12.5%
転院	0人	0.0%
死亡	3人	6.2%
低張液未投与患者	18人	
改善患者	11人	61.1%
悪化若しくは変化しなかった患者	4人	22.2%
転院	1人	5.6%
死亡	2人	11.1%

（表15）は、2015年1月から12月に入院した患者さん6,703人のうち、BUN値が50mg/dl以上の高度脱水患者さん231人の脱水治療状況と改善状況をまとめたものです。間歇的補液療法を実施した患者さんの方が、間歇的補液療法を実施しなかった患者さんより多く脱水改善しているという結果が得られました。

これらのように、慢性期病院では、急性期病院からやってきた患者さんの複雑に絡み合った病状に対し、工夫した積極的な治療を行っています。

表16：2016年（平成28年）1月〜6月に慢性期病院に入院した患者さん3,461人の入院時から90日後および30日・60日・90日後に分類した経過とそれぞれの退院患者数に占める死亡割合

		入院90日以内の経過		入院30日以内の経過		入院30日以内に入院中であった患者の入院60日以内の経過		入院60日以内に入院中であった患者の入院90日以内の経過	
対象患者数		3,461人		3,461人		2,366人		1,461人	
		患者数(人)	割合	患者数(人)	割合	患者数(人)	割合	患者数(人)	割合
入院中		875	25.3%	2,366	68.4%	1,461	61.8%	875	59.9%
退院①	介護保険施設・在宅等へ退院②	1,898	54.8%	742	21.4%	688	29.1%	468	32.0%
	転院③	295	8.5%	141	4.1%	101	4.3%	53	3.6%
	死亡④	393	11.4%	212	6.1%	116	4.9%	65	4.5%
退院患者に占める死亡割合(%) ④/①		15.2%		19.4%		12.8%		11.1%	

　（表16）は、2016年（平成28年）1月〜6月に私の運営する16の慢性期病院に入院した患者さん3,461人の、入院時から90日以内の経過を調査した結果です。3ヶ月で約55％の患者さんが、介護保険施設※・在宅等へ軽快退院していました。さらにこれらの患者さんの入院期間を、30日・60日・90日に分けて調べたところ、1ヶ月以内の入院で約20％以上、2カ月以内の入院で約30％、3ヶ月以内の入院で32％の患者さんが介護保険施設・在宅等へ軽快退院していることが分かりました。

　慢性期病院は、長期入院患者さんが多く入院しているイメージが強いかもしれませんが、慢性期病院も慢性期治療病院として積極的治療とリハビリを行い、早期在宅復帰を目指していかなければならない時代となりました。

第2章　日本のリハビリ提供体制の問題点

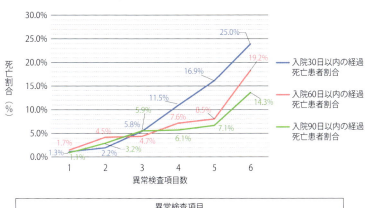

異常検査項目		
BUN 20.1mg/dl 以上	Na 136.0mEq/L 未満 146.1mEq/L 以上	ALB 3.8g/dl 未満
TCHO 130mg/dl 未満	GLU 111mg/dl 以上	Hb (男性) 12.0g/dl 未満 (女性) 11.3g/dl 未満

図19：入院時異常検査項目別の入院30日・60日・90日以内の経過および死亡割合をグラフ化したもの（対象：2016年（平成28年）1~6月に16の慢性期病院に入院し、入院時に6項目の血液検査を実施した患者さん3,211人）

　（図19）は、（表16）で示した患者さんのうち、入院時に6項目（BUN,Na,ALB,TCHO,GLU,Hb）の血液検査を実施し、異常検査値が見られた患者さん3,211人の入院時異常検査項目数別の30日・60日・90日以内の死亡割合をグラフ化したものです。最大6項目もの検査項目で異常値を示した患者さんの30日以内の経過における死亡割合は、25％でした。明らかに1項目だけ異常値を示している患者さんよりも、複数項目で異常値を示している患者さんの死亡割合が多いことが分かります。このように慢性期病院に入院してくる患者さんは、多くの因子が絡み合って、症状が非常に複雑な状態で入院してくるので、治療が困難であることが多いのです。

表17：各種病床種別・施設における死亡割合

			死亡退院
7：1一般病床※1			2%
地域包括ケア病棟※1			4%
医療療養病床※1	在宅復帰機能強化加算	あり	37%
		なし	49%
医療療養病床※1（自宅からの入院を除く）		あり	52%
		なし	56%
介護療養病床（介護療養型医療施設）※2			35.1%
介護老人保健施設※2			10.2%
介護老人福祉施設※2			70.7%

※1：厚生労働省 中央社会保険医療協議会 入院医療等の調査・評価分科会 2014年（平成26年）度調査結果より
※2：2013年（平成25年）度老人保健事業推進費等補助金：医療ニーズを有する高齢者の実態に関する横断的な調査研究事業（全日本病院協会）資料より

　（表17）は、厚労省 中央社会保険医療協議会 入院医療等の調査・評価分科会などが調査し、厚労省の会議等で公表した各種病床種別・施設における死亡割合です。この全国の病院を対象とした調査結果では、7対1 一般病床※や地域包括ケア病棟における死亡割合は、2％、4％であり、他の病棟に比べて非常に低いことが分かります。これらの病棟では、軽度の患者さんを受け入れていることの証左であると思います。一方、医療療養病床※の死亡退院割合は、約40~50％であり、介護療養病床※（介護療養型医療施設）は35.1％、施設では、介護老人保健施設※（以下、「老健」）が10.2％、介護老人福祉施設※（以下、「特養」）が70.7％でした。特養におけ

第2章　日本のリハビリ提供体制の問題点

る死亡割合が高いのは、入所中に状態が悪くなった方が病院に入院しても、それまで入所していた施設に籍を残したまま入院することが多く、その後に病院で死亡しても、施設では死亡退所として扱われるので、実際の特養での死亡割合は、老健よりも低いと言われています。

　これらの結果に対し、私の運営する病院では、（図19）のように6項目すべてに異常のある患者さんでも30日以内の経過における死亡割合は25％程度ですが、（表16）で示すように、入院から90日以内の経過で軽快退院している患者さんは54％もいます。また同じく、90日以内の経過での退院患者さんに占める死亡割合は15.2％でした。これらの結果から、私の運営する病院では、全国の医療療養病床や介護療養病床を有する病院に比べて、死亡割合が3分の1以下であることが分かります。さらに3ヶ月後に、入院前に住んでいた自宅や介護保険施設へ退院した患者さんは、6割近くを占めていました。以上のことから、例え高齢者でも正しく治療をしたらよくなるということではないでしょうか。

　私達が日頃実践している治療法を全国に広めていけば、ひょっとして日本の寝たきり患者さんの数は、半分になるのではないかと期待しています。

　（表12）で示したように、慢性期病院では重症の患者さんが多く入院してきます。特に慢性期治療を積極的に行う慢性期治療病院では、複雑に絡み合った病状に対し、治療が困難な患者さんであっても、積極的治療とリハビリを行う事が大切であると考えています。

あなたのリハビリは間違っていませんか

　しかしながら、一部の治療能力のない慢性期病院において、「ターミナル」という安易な選択による「死」が増えています。これからは、治る病気は積極的に治して、リハビリを実施して在宅復帰を目指すべきです。

　急性期病院での治療を終えても、そのままずるずると急性期病院に入院していては、(表12)のように症状が悪い状態で慢性期病院に紹介されかねません。急性期病院での治療を終えたら、慢性期治療と共に積極的にリハビリを行い、早期在宅復帰を目指す慢性期治療病院に転院すべきです。

　「治る病気は治す」という心構えがなければ、医療スタッフとして失格です。色々な臓器の機能が障害され、絡み合った難しい病状を改善するために1つずつ解きほぐしながら、同時にリハビリを並行して病前の日常生活を取り戻す努力をすることが、医療スタッフの使命と考えています。1度かかった病気は完治しなくてもできるだけ治療し、ADLを取り戻す戦いが毎日続いているのです。

第3章
日本の医療提供体制の問題点

1 日本の医療提供体制の特徴と問題点

2 日本は寝たきり患者さんが多い

3 「特定除外制度」とは

4 有名大病院に存在する長期入院患者さんの存在

5 急性期病院では
　まともなリハビリができない？

6 自宅に帰れない　―家族の抵抗と老老介護―

7 本当の高度急性期病院の役割

あなたのリハビリは間違っていませんか

1　日本の医療提供体制の特徴と問題点

　日本の医療提供体制は、世界的に最も優れた制度であると言われています。主な日本の医療提供体制の特徴は、5つあります。
1. フリーアクセス※
2. 外来受診患者さんの数が多い
3. 平均寿命※が長く、健康寿命※と乖離（寝たきり患者さんの数が多い）
4. 平均在院日数※が長い
5. 病床数が多い

　日本の医療提供体制で諸外国にはない、最も特徴的なものとして「フリーアクセス」があります。私達は、病気になったり体調を崩した場合、自分で大したことはないと思えば、近所の開業医や中小民間病院の外来を受診しますが、心配な人は、有名な大学病院などを受診しています。患者さん自身で受診したい医療機関を自由に受診する病院を選べるのです。しかし、これによって「有名病院志向」が進み、有名大学病院などでは、いつも外来窓口がごった返しているのです。（表18）に示すように、外来診察回数を諸外国と比較すると、日本は13回であるのに対し、アメリカは4回、スウェーデンは3回です。さらに、日本人の75歳以上の高齢者に限っていえは、年間受診回数は45回くらいだそうです。特に高齢者は、様々な

第3章　日本の医療提供体制の問題点

病気を抱えていることが多いため、毎日のように内科や整形外科、耳鼻科、眼科と受診していたら、年間50回くらいは外来受診しているのではないでしょうか。要はそれくらい日本の医療提供体制は充実していて、便利で、利用しやすい体制が整っているのです。このこともあり日本人の平均寿命は世界トップクラスなのですが、健康寿命との差が大きいと言われています。

「健康寿命」とは、日常的に介護を必要としないで自立した生活ができる生存期間のことを示します。健康寿命と平均寿命の差が意味するものは、その期間を介護が必要になったり、寝たきり状態になって、過ごす期間が長いということになるのです。

表18：医療分野についての国際比較（2012年（平成24年））

	アメリカ	イギリス	ドイツ	フランス	スウェーデン	日本
人口千人当たり総病床数	3.1 *1	2.8	8.3	6.3	2.6	13.4
人口千人当たり急性期医療病床数	2.6 *1	2.3	5.4	3.4	2.0	7.9
人口千人当たり臨床医師数	2.5 *2	2.8	4.0	3.3 #	3.9 *2	2.3
病床百床当たり臨床医師数	79.9 *1	97.7	47.6	48.7 #	148.7 *2	17.1
人口千人当たり臨床看護職員数	11.1 #	8.2	11.3 *2	8.7 #	11.1 *2	10.5
病床百床当たり臨床看護職員数	371.4 #	292.3	138.0 *2	143.6 #	420.2 *2	78.9
平均在院日数	6.1 *2	7.2	9.2	9.1 *2	5.8	31.2
平均在院日数（急性期）	5.4 *2	5.9	7.8	5.1	5.6	17.5
人口一人当たり外来診察回数	4.0 *1	5.0 *3	9.7	6.7	3.0 *2	13.0 *2
女性医師割合（%）	32.7 *2	45.7	43.7	42.1	46.2 *2	19.6
一人当たり医療費（米ドル）	8,745	3,289	4,811	4,288	4,106	3,649 *1
総医療費の対GDP比（%）	16.9	9.3	11.3	11.6	9.6	10.3
OECD加盟諸国間での順位	1	16	5	3	12	10
平均寿命（男）（歳）	76.3 *2	79.1	78.6	78.7	79.9	79.9
平均寿命（女）（歳）	81.1 *2	82.8	83.3	85.4	83.6	86.4

(出典）OECD Health Data 2014 OECD Stat Extracts
注1：「*1」は2010年のデータ 「*2」は2011年のデータ 「*3」は2009年のデータ。
注2：「#」は実際に臨床にあたる職員に加え、研究機関等で勤務する職員を含む。
注3：一人当たり医療費（米ドル）については、購買力平価である。

厚生労働省ホームページより

2　日本は寝たきり患者さんが多い

　日本にどうして寝たきり患者さんが多いのかご存知ですか。

　外国、特にヨーロッパでは寝たきり患者さんはほとんどいないと聞いていませんか。

　私も数年前までは、それはヨーロッパではキリスト教の信者が多く、病気になった時には「神に召される」ことを肯定されているからなのか、そして、重い病気になった場合には、治療をしても元に戻らないなら、と自らターミナルであると判断して、治療しなくてよいという様な風潮が常識化しているからではないかな、と漠然と思っていたのです。しかし、今から思えば私はバカでしたね。医師の端くれでありながら、そんな非科学的な論拠で風説を納得してきたなんて、大恥ですよ。

　10年程前から、私が日本慢性期医療協会の会長に推挙された頃からですが、世界の国々には、患者さんの病院での平均在院日数の比較表が公表されていました。それによると、欧米諸国ではいずれも10日以内であり、一番長く入院しているという国はドイツで9.2日でした。それに対して、日本ではその時の統計上では外国の3〜5倍の31.2日でした。（表18）

　P50 第2章4　急性期病院での入院期間とリハビリの関係　でも述べましたが、日本は、諸外国と比較しても明らかに急性期病院での入院期間が長

いのです。しかも（表18）に示す平均在院日数の統計は、特定除外患者さんの長い在院日数が計算に入っていないのです。特定除外患者さんの制度については次項で述べますが、もし仮に特定除外患者さんの在院日数を入れたら、40日以上にもなるそうです。これらの患者さんが早期にリハビリを行うことができず、「寝たきり状態」となってしまう患者さんが多いのです。これでは外国の8倍以上です。私はこの意味はとても重要であると思っています。

　試しに日本の平均在院日数を、掛値なしに外国並みに10日以下にしたらどうでしょうか。例え半分にしても、寝たきりは半分になるのではないでしょうか。そうすれば介護施設も半分になるし、もちろんその前の病院病床は半分になるのです。そうなれば、世の中は大きく変わります。半分不要となった病床を高齢者の住居にしたらよいのです。（P123　第4章　8　介護療養病床の廃止　参照）

3 「特定除外制度」とは

　一般の日本国民には知らされていませんでしたが、実は、日本では急性期病院で入院していても「特定除外制度※」というものがあり、(表19)のように「これらに該当する患者さんは平均在院日数の計算に入れなくてもよい」という例外規定が存在していたのです。

　従って、日本では、急性期病院における平均在院日数は18日以内と定められていますが、(表20)の18番目にあるように、高齢者であっても(表19)のような長期の治療が必要な患者さんなら、3ヶ月以上入院していても平均在院日数に算定しなくてもよいということになり、特定除外制度の対象となる患者さんが90％入院していても、たった10％の患者さんの入院日数の平均が18日以下であれば、入院直後の患者さんと、1年以上入院している「超慢性期」の患者さんに対して同じ高額な点数を算定していたのです。よって普通の市中病院では一般の入院患者さんよりこれらの高齢の患者さんの方が圧倒的に多い病院も各地に潜在していたのです。

第3章　日本の医療提供体制の問題点

表19：特定入院基本料における特定除外項目

特定入院基本料における **特定除外項目**
厚生労働大臣が定める状態等にある者
① 難病患者等入院診療加算を算定する患者
② 重症者等療養環境特別加算を算定する患者
③ 重度の肢体不自由患者（脳卒中の後遺症の患者及び認知症の患者を除く。）、脊髄損傷等の重度障害者（脳卒中の後遺症の患者及び認知症の患者を除く。）、重度の意識障害者、筋ジストロフィー患者及び難病患者等
④ 悪性新生物に対する治療（重篤な副作用のおそれがあるもの等に限る。）を実施している状態にある患者
⑤ 観血的動脈圧測定を実施している状態にある患者
⑥ 心大血管疾患リハビリテーション料、脳血管疾患等リハビリテーション料、運動器リハビリテーション料又は呼吸器リハビリテーション料を実施している状態にある患者（患者の入院の日から起算して180日までの間に限る。）
⑦ ドレーン法又は胸腔若しくは腹腔の洗浄を実施している状態にある患者
⑧ 頻回に喀痰吸引及び干渉低周波去痰器による喀痰排出を実施している状態にある患者
⑨ 人工呼吸器を使用している状態にある患者
⑩ 人工腎臓、持続緩徐式血液濾過又は血漿交換療法を実施している状態にある患者
⑪ 全身麻酔その他これに準ずる麻酔を用いる手術を実施し、該当疾病に係る治療を継続している状態（該当手術を実施した日から起算して30日までの間に限る。）にある患者
⑫ 前各号に掲げる状態に準ずる状態にある患者

2011年（平成23年）11月25日　第208回　中央社会保険医療協議会　総会　資料より

表20：平均在院日数の計算対象としない患者

平均在院日数の計算対象としない患者
① 精神科身体合併症管理加算を算定する患者
② 児童・思春期精神科入院医療管理加算を算定する患者
③ 救命救急入院料（広範囲熱傷特定集中治療管理料に限る。）を算定する患者
④ 特定集中治療室管理料（広範囲熱傷特定集中治療管理料に限る。）を算定する患者
⑤ 新生児特定集中治療室管理料を算定する患者
⑥ 総合周産期特定集中治療室管理料を算定する患者
⑦ 新生児治療回復室入院医療管理料を算定する患者
⑧ 一類感染症患者入院医療管理料を算定する患者
⑨ 特殊疾患入院医療管理料を算定する患者
⑩ 回復期リハビリテーション病棟入院料を算定する患者
⑪ 亜急性期入院医療管理料を算定する患者
⑫ 特殊疾患病棟入院料を算定する患者
⑬ 緩和ケア病棟入院料を算定する患者
⑭ 精神科救急入院料を算定する患者
⑮ 精神科救急・合併症入院料を算定する患者
⑯ 精神科急性期治療病棟入院料を算定する患者
⑰ 精神療養病棟入院料を算定する患者
⑱ 一般病棟に入院した日から起算して九十日を超えて入院している患者であって、医科点数表第1章第2部第1節一般病棟入院基本料の注5に規定する厚生労働大臣の定める状態等にあるもの（特定除外患者）
⑲ 認知症治療病棟入院料を算定している患者
⑳ 短期滞在手術基本料1を算定している患者

2011年（平成23年）11月25日　第208回　中央社会保険医療協議会　総会　資料より

4　有名大病院に存在する長期入院患者さんの存在

　（表21）は、全国の国立や県立、市立といった公立の高度急性期病院※など、DPC※算定病院を手術件数の多い順に示しています。この表の一番右の欄に、その病院でのその年の一番長く入院している患者さんの在院日数が記されています。この表から見ると、私達が「すごく立派な病院で、もしも病気になったら治療してもらおうかな」と思う大学病院まで、ほとんどが半年以上で1年近く入院している人が存在しているのです。普通は急性期病院では最大3ヶ月までしか入院はできないことになっている筈なのに、です。

　国民優先ということで諸外国からの評価の高い「フリーアクセス」制度のおかげで、有名大病院志向が強いわが国では、時として患者さん自身の為にならないことが多いことを、あまり理解されていません。

第3章　日本の医療提供体制の問題点

表21：全国のDPC算定病院における2014年（平成26年）度手術件数、化学療法件数、放射線療法件数、救急車搬送件数、全身麻酔件数、在院日数（※手術件数が多い順に掲載）

	施設名 (手術件数が多い順)	件数（12ヶ月）							在院日数		
		手術、化学療法、放射線療法、救急車搬送のうち					全身麻酔	総数	平均値	最小値	最大値
		手術有	化学療法有	放射線療法有	救急車搬送有	いずれか有					
1	民間病院	13,854	2,276	483	4,101	18,325	5,309	27,415	11.94	1	285
2	大学病院	13,402	1,741	340	1,150	15,458	7,502	22,948	12.30	1	249
3	大学病院	12,781	2,306	518	1,354	15,776	6,288	21,624	11.52	1	220
4	大学病院	12,316	3,503	463	1,703	16,576	5,434	23,857	12.82	1	208
5	公的病院	12,083	838	103	1,242	13,619	3,514	18,561	10.11	1	262
6	大学病院	11,559	1,987	387	1,255	14,089	6,206	20,636	11.05	1	233
7	大学病院	11,364	1,926	324	1,465	13,759	5,838	22,431	14.10	1	264
8	大学病院	10,994	2,428	409	2,860	15,295	4,455	24,170	14.22	1	352
9	大学病院	10,826	3,013	385	2,097	14,801	4,686	20,876	11.81	1	225
10	大学病院	10,791	1,560	282	1,736	13,162	5,050	19,654	11.93	1	232
11	大学病院	10,474	1,614	300	1,926	13,003	3,949	18,756	12.28	1	235
12	大学病院	10,424	3,150	356	2,052	14,453	4,384	21,500	14.03	1	276
13	大学病院	10,371	1,461	242	1,704	12,676	4,642	19,963	12.66	1	202
14	大学病院	10,337	2,346	355	2,476	13,859	4,823	19,930	13.14	1	311
15	大学病院	10,326	2,094	279	1,949	13,588	5,186	20,072	12.98	1	311
16	公的病院	10,226	1,893	584	1,652	13,188	5,662	19,756	12.66	1	310
17	大学病院	10,167	3,410	552	3,171	15,373	5,229	19,599	11.43	1	246
18	大学病院	10,135	2,025	382	1,475	12,778	4,335	17,712	12.03	1	256
19	大学病院	10,103	2,673	472	1,069	13,113	5,035	18,917	12.99	1	338
20	大学病院	10,072	2,094	430	1,678	12,720	4,958	17,737	13.67	1	282

2015年(平成27年)11月16日 厚生労働省 平成27年度 第7回診療報酬調査専門組織・DPC評価分科会資料より作成

> 全国のDPC算定病院において、手術件数が多い病院から順に並べたものである。
> 上位20病院中10病院が東京を中心とした関東の大学病院であり、年間手術件数が1万件以上（全身麻酔は4,000〜7,000件）である。これらの病院においても、患者さんの在院日数の最大値は200日を超えている。

あなたのリハビリは間違っていませんか

　日本人の多くは、せっかく入院できて治療してくれた有名病院には、できるだけ長く入院していることが、病状が良くなるためには最良と思っている節があります。手術を受けたり、特殊な急性期治療を受けても、特に高齢者であれば、すぐには歩いて自宅に戻れないこともあります。しかし、有名病院にいればいるほどよくなると信じているのです。実はそこに落とし穴があるのです。

　有名大病院は、優れた診断のもと、高度な手術や処置の技量については、絶大な自信もあるだろうし、その自信にふさわしい結果も残しています。然るにその成果は、治療医の臓器別専門領域については文句のつけようがないかもしれません。しかし、今や東京の大学附属病院の入院患者さんは、小児や産婦人科の患者さんを入れても、平均年齢75歳前後であるという昨今、患者さんの病状は主治医の専門領域だけに限られるわけではありません。

　手術や処置をして1週間も経てば、その罹患臓器への専門治療は終了する、にもかかわらず、患者さんはその専門領域での治療によって惹起された他の諸臓器の症状が出てくることも多いし、何よりも1週間の安静と手術等の身体負担により、高齢者はすぐには退院できる状態になれないことは、しばしばあるのです。(「医原性身体環境破壊」)
(P63 第2章 6 慢性期病院における急性期医療の後始末　参照)

第3章　日本の医療提供体制の問題点

したがって、その患者さんはその有名病院にずっと入院さえしていれば、必ず良くなるともいうべき盲信により入院継続を望むし、病院側も空ベッドが多くなっている現状を憂慮していることもあり、どんどん退院や転院させてしまえば空きベッドが急速に拡大することを防止するためという点も幾分はあり、入院継続を妥当であると決定します。ひどいことに1年近く入院している患者さんも少なくないと言われています。そのままいたずらに入院が長引き、ついには歩けないままに介護施設や一部の寝たきり専門の老人収容所的な機能の慢性期病院に紹介されてしまうのです。

5　急性期病院ではまともなリハビリができない？

　もうすでに急性期治療が終了しているにもかかわらず、そのまま急性期病院に入院していることは、病院側の都合だけではないでしょう。しかし、罹った病気の治療が終っても、まだ病前のように自信を持って自らが自宅で生活するには不安があるという患者さんがいるのも事実でしょう。
そのような不安感を持っている患者さんや家族に病院側から、「もう少し入院して、もっと良くなってから退院したらどうですか」と言われれば、そう思ってしまうのはおかしいことではありません。

　本格的にリハビリをして回復しようと思ったら、1人の患者さんにリハビリ療法士がつきっきりで1日5～8時間リハビリをしなければなりません。しかしながら、ほとんどの急性期病院には、これらの患者さんの病後のADLを改善するためのリハビリ療法士が十分にはいないのです。そうして急性期病院で入院していてもリハビリをしてもらえず、ずっとベッドで寝たきりの状態となってしまいます。

　病後ですから、やはり体力は落ちているので、体もだるいし気力もなくなっています。よほど外部から強力にリハビリの必要性を説いてもらわないと、ベッドに横になっている方が楽なので、どうしても1日中ベッドで寝ていて、昼も夜も寝てしまって生活のパターンさえ体が忘れてくるのです。

第3章　日本の医療提供体制の問題点

　こうなると、自宅に戻ることが本人も不安になり、家族もキーパーソンとして介護にかなり関わらないといけないと思えば、患者さんが自宅に戻ってくることを望まなくなってしまうのです。この微妙な家族や患者さんの心理は、健康な人達には分からないかも知れません。

6　自宅に帰れない　— 家族の抵抗と老老介護 —

　そしてもうひとつ重要な要素があります。

　家族の中で重要な位置にあるおじいさんが病気になったとすると、すわ一大事と家族皆が最善の策を求めて右往左往します。ある急性期の病院に入院して手術をしたり、内科的治療をしたりした場合、最大２週間位までなら、自宅にそのおじいさんの居場所は残されているのです。特に三世代が同居の場合は一番わかりやすいのですが、おじいさんが入院してもしばらくの間は、おじいさんの特等席であったテレビの一番良く見える席が空いたままなのです。しかし、しばらくすると、孫がその席に当然のように座りはじめるのです。そして入院がもっと長くなると、おじいさんの部屋まで、孫の勉強部屋になってしまいます。そうなると、余程しっかり回復して帰って来ない限りは、その家の中におじいさんの存在する場所が無くなってゆくのです。

　だから家族から病院側に、「もう少し元気になって自分のことが自分で出来るようになるまで入院させておいて下さい」という要望が出てくるのです。そして急性期病院の職員は、入院患者さんが減少してきている現状で、「渡りに船」とその家族の要請を受諾し、長期の入院が継続されてゆくのです。こんなことのために医療費が浪費されてしまうのです。

　老夫婦二人暮らしの場合は、実はもっと深刻で、主人が病気になれば、

第3章　日本の医療提供体制の問題点

　奥さんは初めの内はある程度良くなって帰って来たら、ご主人の世話をするつもりでいるのです。ところが入院から１ヶ月も経つと、１人の生活の楽さを手放せなくなるのです。

　元々は夫婦二人分の食事を作っていましたが、その必要もなく、自分の好きなものを、好きな時間に食べることとなり、気ままに暮せる環境を失いたくないと考えるようになっても不思議ではありません。そうして主人は、急性期病院から慢性期病院へ、病院から施設へと移されて行き、終には奥さんの見舞いも月に１回となってしまって、主人は世間から隔離されてしまうのです。

　一方、奥さんが病気になった場合は少し違います。主人は仕事人間だった人が多く、リタイアして悠然と暮らしていたところに、突然、妻が病気となり入院することになり、その後十分に動けないままや認知症が酷くなって家に戻ることになっても、案外受け入れるのです。その想いの内には、「若い頃は苦労をかけたな」という殊勝な思いも絡み合って、意外と男性が女性を介護する老夫婦家族は多いのです。（老老介護※）本当に献身的に介護しているご主人を見ると頭が下がります。

　しかし、時々マスコミを賑わしていますが、介護疲れにより相手を殺して自分も死のうとするようなタイプも、男性に多いようです。介護は実際にやってみてはじめて分かる重度な仕事であり、それまで全く経験のない高齢男性にはかなり辛いものです。

あなたのリハビリは間違っていませんか

　このような悲劇が起こらないようにと、自助・共助より公助、として介護保険制度が発足したのです。しかしこの介護保険制度はなかなかすんなりとうまく活用されていないのです。そのことについては、P169 第５章 ８ 介護保険をどう改革するか という項目で詳しく説明したいと思います。

7　本当の高度急性期病院の役割

　入院しなければならないような何かの病気にかかってしまうと、日常生活は全く変わってしまいます。家族がいる場合も、独居の場合も周囲を巻き込んで、それぞれの人間模様が醸し出されます。

　最近は脳卒中よりも癌(悪性新生物)での入院が多くなっています。癌のリハビリについてはP167 第5章 7 癌リハビリ という項目で述べますが、手術によって失う臓器や機能をどう補填するかが重要です。最近では治療技術も進んでいるので、10年に及ぶ闘病生活になるならば、癌リハビリのレベルの良し悪しがその人の生活の質に直結しますから、癌リハビリはこれからのリハビリ界の大きな課題です。

　さて、日本人の死因は（図20）のように1980年（昭和55年）以降、癌が突出して来ました。入院しなければならないような病気としては、脳卒中、心疾患、癌、感染症、外傷などが代表的なものとして挙げられますが、とにかく症状があれば、できるだけ早く病院を受診することが重要です。

あなたのリハビリは間違っていませんか

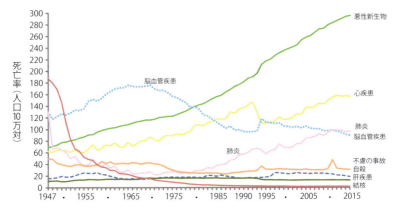

図20：死因別死亡率の推移

　急性期病院には、実に多くの臓器別専門医がそろっています。適確な診断と治療については、完全にお任せというか、医療技術に頼るしかありません。時間的余裕があれば、セカンドオピニオン※やインターネットなどを使っていろいろな客観的資料を基に、手術などを依頼する病院を決めることもできます。近年、遠方からでも患者さんが受診し、特殊で高度な医療を提供している高度急性期病院では、昔に比べて入院期間がとても短くなっています。

　私の友人２人が癌の手術のために入院したのですが、１人は難しい手術にもかかわらず７日目にお見舞いに行ったら、もう退院されていました。もう１人は、５日目に見舞いに行ったら、次の日退院と言っていました。

これらの病院は自らの業務の範囲をよく守っているというか、次々と手術患者さんが入院してくるから長く入院させることができないというか、とにかく手術したその日から退院へ向けての急性期リハビリをチームで行っています。

　高齢者であれば急性期病院を退院後、さらに数週間を地域包括ケア病棟や回復期リハビリテーション病棟のある病院に移って、元の生活に帰るためのリハビリやケアを行っています。

　とにかく、患者さんの状態にもよりますが、高度急性期病院で入院して、手術を行い、手術の影響が少なくなったら、数日のうちに退院し、外来受診もしくは地域包括ケア病棟を有する病院等に転院したり、抗癌剤や放射線の治療を始めることになります。

　私の友人は、当時2人ともまだ60歳代で、もともと元気だったのですが、患者さんが70歳以上となると、手術の影響を回復させる役割は高度急性期病院ではないということを、本当の高度急性期病院は良くわかっているのだろうと思います。ADLの回復に時間がかかりそうだと判断したら、ADLの回復を行うためにリハビリを専門とする病院へと紹介されて、紹介先の地域包括ケア病棟や回復期リハビリテーション病棟のある病院で日常に帰る治療をするのです。

　どんな治療を行うかというと「自分のことは自分でできるようにする」ということです。手術は身体に大きな負担をかけますから、高齢者ならま

ずはそのダメージからの心身的な回復が必要で、さらにリハビリとなるのです。

　でもここで他人からリハビリを提供してもらうだけではダメです。自らの身体の回復は自らが身体を動かせて、「よし、元の生活に戻るぞ‼」というような意気込みが無ければ十分に回復しないことは勿論です。
最初に身体の異変に気付いて、受診する病院を選ぶことから始まりますが、ここで診断のために行く病院や手術をしてもらうために行く病院の選び方が問題です。

　（表22）は、東京都内のDPC算定病院、全135機関の2014年（平成26年）度における手術件数が多かった上位20病院です。

第3章　日本の医療提供体制の問題点

表22：東京都内DPC算定病院（135機関）における2014年（平成26年）度手術件数、化学療法件数、放射線療法件数、救急車搬送件数、全身麻酔件数、在院日数（※手術件数が多い順に掲載）

	施設名 （手術件数が多い順）	件数（12ヶ月）					全身麻酔	総数	在院日数		
		手術、化学療法、放射線療法、救急車搬送のうち							平均値	最小値	最大値
		手術有	化学療法有	放射線療法有	救急車搬送有	いずれか有					
1	大学病院	13,402	1,741	340	1,150	15,458	7,502	22,948	12.30	1	249
2	大学病院	12,781	2,306	518	1,354	15,776	6,288	21,624	11.52	1	220
3	大学病院	12,316	3,503	463	1,703	16,576	5,434	23,857	12.82	1	208
4	大学病院	11,559	1,987	387	1,255	14,089	6,206	20,636	11.05	1	233
5	大学病院	11,364	1,926	324	1,465	13,759	5,838	22,431	14.10	1	264
6	大学病院	10,826	3,013	385	2,097	14,801	4,686	20,876	11.81	1	225
7	大学病院	10,326	2,094	279	1,949	13,588	5,186	20,072	12.98	1	311
8	大学病院	9,318	2,040	266	2,700	12,715	4,739	18,540	13.35	1	274
9	大学病院	9,020	1,820	209	2,058	12,044	4,782	19,743	12.87	1	338
10	大学病院	8,843	1,182	228	2,392	11,213	5,298	16,335	13.61	1	236
11	大学病院	8,586	1,878	219	2,313	11,420	3,963	17,368	13.77	1	261
12	大学病院	8,556	1,390	312	1,938	11,092	4,874	16,003	13.11	1	230
13	民間病院	8,476	1,356	80	930	10,322	2,988	14,192	9.48	2	215
14	大学病院	8,082	1,526	425	1,670	10,376	3,649	15,501	12.55	1	271
15	公的病院	8,045	4,977	616	230	12,621	5,927	14,346	12.39	1	231
16	大学病院	8,006	475	64	1,789	9,624	4,400	13,502	9.28	1	340
17	公的病院	7,923	1,573	248	2,130	10,845	3,935	15,566	12.45	1	201
18	公的病院	7,790	1,288	451	2,673	11,163	3,161	16,167	12.50	1	305
19	公的病院	7,709	2,123	244	962	10,150	4,267	16,054	13.09	2	329
20	公的病院	7,564	1,502	177	2,269	10,441	3,391	15,504	11.18	2	289

2015年（平成27年）11月16日 厚生労働省 平成27年度 第7回診療報酬調査専門組織・DPC評価分科会資料より作成

　今では患者さん自身より、子供達がインターネットを使って情報を集めて、患者さんに最もふさわしい病院を選択している場合が多いです。

　症状があれば、はじめは近くの医療機関を受診して、「癌の疑いがある」と言われれば、慌てて家族に相談することになります。ITの普及により、病院選びも大きく様変わりしています。

あなたのリハビリは間違っていませんか

第4章
2025年(平成37年)に向けた日本の医療提供体制改革

1　病院病床が多い日本の平均在院日数短縮化
2　2006年(平成18年)　療養病床削減問題
3　病院の数は減少しています
4　増え続ける医療費　年間1兆円
5　2006年(平成18年)診療報酬改定のもたらした大罪
6　2025年(平成37年)の医療機能別必要病床数の推計結果がもたらしたもの
7　人口減少
8　介護療養病床の廃止
9　終の棲家
10　精神科病床における認知症患者さんの受け入れについて

1　病院病床が多い日本の平均在院日数短縮化

　(表23) に示すように、諸外国に比べて人口当たりの病床数が異常に多い日本は、病床を住宅政策に代用してきた過去の経緯があります。

　日本では、1987年（昭和62年）に地域医療計画※が実施されるまで、病院は基準さえ満たせばどこにでも、いくつでも開設できたのです。1973年（昭和48年）の老人医療費無料化に伴う病床の急激な増加もあり、日本の病床数の量的確保は1985年（昭和60年）頃までにほぼ達成されていましたが、地域的な偏在が見られ、また、医療施設の機能分担も不明確であったため、1985年（昭和60年）に各都道府県にいくつかの2次医療圏を設定し、そこの人口10万人対しての必要病床数を一定数に決め、その当時すでに数をオーバーしていた2次医療圏にはその後一切の病床は許可されなかったのです。この法律が決まってから施行までに2年、その間に「駆けこみ増床」が日本中で行われました。

　その当時、計画で決めた日本の病床数を、一部の都会以外はすでにかなり上回っていたのです。当時は特養も少なく、老健はまだありませんでした。病気の高齢者は各地の病院に収容され、死ぬまでそこで暮らすことが珍しくなかったのです。一部の高度急性期病院以外のほとんどの病院は、社会的入院※の場として必要とされていたのです。

第4章 2025年(平成37年)に向けた日本の医療提供体制改革

表23：医療分野についての国際比較(2012年(平成24年))

	アメリカ	イギリス	ドイツ	フランス	スウェーデン	日本
人口千人当たり総病床数	3.1 *1	2.8	8.3	6.3	2.6	13.4
人口千人当たり急性期医療病床数	2.6 *1	2.3	5.4	3.4	2.0	7.9
人口千人当たり臨床医師数	2.5 *2	2.8	4.0	3.3 #	3.9 *2	2.3
病床百床当たり臨床医師数	79.9 *1	97.7	47.6	48.7 #	148.7 *2	17.1
人口千人当たり臨床看護職員数	11.1 #	8.2	11.3 *2	8.7 #	11.1 *2	10.5
病床百床当たり臨床看護職員数	371.4 #	292.3	138.0 *2	143.6 #	420.2 *2	78.9
平均在院日数	6.1 *2	7.2	9.2	9.1 *2	5.8	31.2
平均在院日数(急性期)	5.4 *2	5.9	7.8	5.1	5.6	17.5
人口一人当たり外来診察回数	4.0 *1	5.0 *3	9.7	6.7	3.0 *2	13.0 *2
女性医師割合 (%)	32.7 *2	45.7	43.7	42.1	46.2 *2	19.6
一人当たり医療費(米ドル)	8,745	3,289	4,811	4,288	4,106	3,649 *1
総医療費の対GDP比 (%)	16.9	9.3	11.3	11.6	9.6	10.3
OECD加盟諸国間での順位	1	16	5	3	12	10
平均寿命(男)(歳)	76.3 *2	79.1	78.6	78.7	79.9	79.9
平均寿命(女)(歳)	81.1 *2	82.8	83.3	85.4	83.6	86.4

(出典)：OECD Health Data 2014 OECD Stat Extracts
注1：「*1」は2010年のデータ 「*2」は2011年のデータ 「*3」は2009年のデータ
注2「#」は実際に臨床にあたる職員に加え、研究機関等で勤務する職員を含む。
注3：一人当たり医療費(米ドル)については、購買力平価である。

厚生労働省 ホームページより

　実態としては約30年前に老健が誕生し、16年前には介護保険制度が始まりました。日本の高齢化は数%から20%以上にも膨れ上がり、高齢化社会に対応するために介護保険施設はものすごい勢いで増えてゆきました。現在では特養は約50万床、老健も約34万床、そして2002年（平成14年）からはユニット型※特養が出現しました。そして今やこのユニット型が主流となっているのです。

　このように従来は病院で長期間入院していた、在宅療養が困難ないわゆる要介護者※は新設の介護保険施設にどんどん移動していったのです。そのために一部の病院では経営が苦しくなり、病院の数が減りだしました。

そしてさらに2008年（平成20年）からは人口の自然減が始まりました。当然ですが過疎地では、すでに30年も前から人口は減少して来ていて、都会への人口集中と地方での人口減は、年を経るにつれて、どんどんその乖離現象が進行しているのです。(P119 第4章7 人口減少 参照)

さらに高齢者の急増に頭を悩ませた政府は、患者さん1人当りの入院期間を短くしようとしました。これが平均在院日数の短縮化です。

第4章　2025年(平成37年)に向けた日本の医療提供体制改革

2　2006年(平成18年)療養病床削減問題

　2005年(平成17年)の9月に行われた衆議院議員選挙は郵政選挙とも言われ、当時の小泉自民党が大勝しました。その勢いのままに、それまでタブーとされていた医療産業に手を付けました。

　これは、毎年2,200億円ずつ予算を減らすというもので、当時は大騒ぎでしたが、現在の安倍政権は「毎年5,000億円予算を減らす」と言っても医療界は殆どざわつきません。もはや諦めの境地なのでしょうか。

　この時に首相や財務省は、当時の厚生労働大臣に2,200億円削減と、①混合診療※の解禁、②医療費のGDPへのCAP制(上限を決めて、それ以上の医療費は保険から給付しないという制度)の注文を付けました。

　その時厚労省は、①と②は対応できないけれども、③平均在院日数の削減と④特定健診制度※による予防対策を約束させられました。そのため大臣に対応を任された官僚は、この「平均在院日数を削減し、医療費を減らす」という命題を解決するために「手っ取り早い」と思ったのか、平均在院日数の長い療養病床の数を減らせば、日本の平均在院日数が減らせる、と後先を考えず、当時25万床あった医療療養病床を15万床へ減らす政策を強行したのです。

　人口の自然減の中、高齢者が急増し療養病床の利用者が増加するという常識も、当時の小泉首相の一声でEBMのない政策に邁進してしまいまし

た。優秀な官僚であっても、所詮、宮仕えの身、このような無謀な政策をやらざるを得ないところまで追い詰められたという事で、私としては大変お気の毒であったとその心情をお察し申し上げていました。

　その政策の実行は誠に組織的なもので、厚労省内に「療養病床転換促進室」と「医療費適正化推進室」という特別室を創設し、有能な官僚がその任を任せられました。その理屈も「療養病床を減らせば、医療費は適正化できる」という荒唐無稽なものであったのです。

　本当に医療費を適正化したいなら、入院費の高い急性期病床に長々と入院している社会的入院を減らせばよいものを、一般病床の中に埋もれている特定除外患者さん（P80 第3章 3「特定除外制度」とは 参照）を槍玉にあげれば良いものを、「平均在院日数の短縮化」と聞いただけで、反射的に「平均在院日数の長い療養病床を減らすべき」と反応してしまったのでしょう。

　事実、その当時、一般病床の特定除外患者さんの1日の医療費は45,000円以上であり、その当時の療養病床の約15,000円の約3倍もあったのです。しかもこの特定除外患者さんは、平均在院日数に算定しなくても良かったわけで、この制度をその当時温存したために、その後この特定除外制度が実質廃止されるまでの約10年間に、莫大で余計な医療費がかかってしまったことを国民は知らされていないのでしょうし、官僚も理解していなかったのかもしれません。

　しかしその後の官僚は、2012年（平成24年）に13対1、15対1一般病床の

第4章　2025年(平成37年)に向けた日本の医療提供体制改革

特定除外の廃止、2014年（平成26年）には7対1、10対1一般病床の特定除外の廃止と平均在院日数の一般病床への算定を決めました。だからやっぱり、厚労省の中でも医療費削減のためにどうすべきか、分かっている人は分かっていたのですね。

さらに「療養病床を10万床以上削減しろ」という号令とほとんど同時に、その削減される医療療養病床が介護療養病床に転換してきたら、「介護療養病床が急増して介護保険料の高騰を招く」というそれだけの理由で、ついに「介護療養病床」の6年後の廃止と転入禁止まで決めてしまいました。これにより厚労省の保険局医療課と老健局老健課は、その利害得失により、犬猿の仲となり、当時の課長の頭文字をとって、私がM.M戦争とネーミングしたものでした。そのような、医療療養病床削減の副産物であった「介護療養病床」廃止は、それから12年経って、2018年（平成30年）には本当に「病床」ではなく、「施設」となることが決まっています。（P123 第4章 8 介護療養病床の廃止 参照）

正に選挙とは恐ろしいもので、皆さんも選挙は棄権しないようにしてください。国民の選択でこのような一時的に間違って混乱した政策が打ち出される危険性はあるのです。しかし官僚の秀でた後輩は、先輩が少々間違っても、その時々の状況に合わせながら徐々に正しい方向へ軌道修正する能力がありますから、私は全体として日本の官僚を信用しています。

この10年は平均在院日数を短縮したい政府と、平均在院日数が短縮化

されると、患者さんがどんどん退院して、空きベッドが増えてしまっては困ると、短縮化に反対した病院団体の綱引きでしたが、その勝負は明らかでした。なぜなら病院とは本来「病気の人が入院したらできるだけ早く適切に治療して退院してもらう」ものであり、今まで日本の病院は、病院の定義からかなりはずれた運営をして来ていた訳です。世界の標準からかなりずれていたのです。標準からずれているものはやがては是正される運命にあることは、他の業界でもいくつも実証されていることです。だから2018年（平成30年）にも予想されている、医療介護同時改定を一応の目途とした厚労省の大改革が進行中なのです。

　現実に今、平均在院日数が30日と仮定したとして、それが半分の15日になったとすると必要な病床数は半分にしかならないことになります。2015年（平成27年）3月4日の厚労省 中医協に提示された資料の中に、「一般病床や療養病床で退院できそうな患者さんはどの位いるか」とのアンケートに、病院が自主的に11万人以上いると答えたグラフがありました。病院側が自らそう思うのだから、実際はもっと多くの退院できそうな患者さんがいるということではないでしょうか。

　日本では、まだ20〜30万床の病床が過剰だろうと想定されています。1ヶ月間に何の検査もしないで、薬の処方変更も全くなく、リハビリも1日ほんの少ししかしていない患者さんが、急性期病院に長期間入院しておく必要はありませんよね。

第4章　2025年（平成37年）に向けた日本の医療提供体制改革

3　病院の数は減少しています

　医療療養病床は先述した10年前の療養病床削減策にもかかわらず、結果的に病床数は減っていません。しかしながら、実は医療療養病床にも社会的入院患者さんが存在しているのです。

表24：医療療養病床20対1と25対1の違い

医療療養病床		20対1	25対1
人員	医師	48対1（3人以上）	48対1（3人以上）
	看護師及び准看護師	20対1（医療法では4対1）	25対1（医療法では、4対1が原則だが、2017年度末まで経過的に6対1が認められている）
	介護職員	20対1（医療法では4対1）	25対1（医療法では、4対1が原則だが、2017年度末まで経過的に6対1が認められている）
施設基準	患者一人当たりの床面積	6.4㎡以上	
	廊下幅	1.8m以上（両側居室2.7m以上）	
	他	機能訓練室、浴室、談話室、食堂など	
患者状態		医療区分2・3の患者が8割以上	（＊2016年4月〜）医療区分2・3の患者が5割以上
在宅復帰率		（加算）在宅復帰機能強化加算 50%以上	
病床数		約13.7万床	約7.6万床

厚生労働省資料より作成

　医療療養病床には、看護職員の配置人数によって20対1と25対1の2種類があります。20対1医療療養病床は、医療区分2と3の患者さんが8割以上入院していなければならないという基準があるため、25対1医療療

養病床と入院患者さんの状態が大きく異なります。25対1医療療養病床は、2016年（平成28年）3月まで患者さんの状態の縛りがなく、ケアミックス病院※の患者さんのプールとしての役目を果たして来ました。（表24）

どういうことかというと、医療区分によってあらかじめ包括的な点数が決められていて、どんな検査や処置をしても診療報酬が決められている包括払い※の療養病床では、比較的病状が落ち着いていて、検査や処置等の医療行為をあまり必要としない患者さんが入院していて、その患者さんが悪くなれば、出来高払いの一般病床に移して検査や治療をし、検査料や薬剤料、医療処置にかかった費用を算定します。そして軽快すれば包括払いの療養病床に戻ります。こうして医療療養病床にも社会的入院患者さんが存在しているのです。このように算定方法が異なる病棟が一つの病院内にあることによって病院経営者の都合のいいように、自分の病院内で患者さんの病棟移動を繰り返し行っているのです。これを私は「患者さんのキャッチボール」と呼んでいます。

これらケアミックス病院が多い「なんちゃって急性期病院」の存在自体が、既に述べたように日本の医療の最大の汚点であることが次第に明らかになって来ているのです。

実際に日本の病院は減っています。2000年（平成12年）の介護保険制度が始まった年には約9,200病院があったのです。しかし、2014年（平成26年）には、8,500を切りました。たった15年間で700もの病院が日本から消滅

第4章　2025年（平成37年）に向けた日本の医療提供体制改革

しました。なくなるということは、経営の悪化した病院はまだまだあったのでしょうが、合併や買収さえなく、どこも相手にしなかった病院が700もあったということです。このように日本の病院は減少しています。そしてこれからも減り続けることでしょう。（図21）

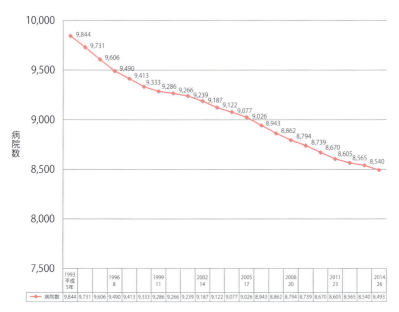

図21：病院数の推移

4　増え続ける医療費　年間1兆円

　現在、安倍首相は、毎年5,000億の予算を削ると言っていますが、これには深い訳があるのです。日本は2008年（平成20年）から人口の自然減少が始まっています。人口が減ってゆく国は、今まで以上に繁栄してゆくことはとても難しいことです。さらに高齢者、特に75歳以上の後期高齢者は、2040年（平成52年）まで増え続けるのです。さらにその人たちを支えなければならない人達はどんどん減ってくるのです。

　今20歳の人口は、約120万人で、2015年（平成27年）に生まれた人は約100万人ですから、何と、1年に1万人も出生数は減少しているのです。このように生産年齢者の急激な減少と反比例する高齢者の激増は、いくらアベノミクスで刺激をしても、もはやどうにもならないのです。

　そうです。毎年の出生数を団塊の世代のように年間280万人にもしなくても団塊ジュニアの時の出生数200万人程度までふやしてくれれば、日本は急速に順回転してゆくと予想されます。

　要するに人口が減少する国は、予算も減少させなければなりません。ということは、高齢者が増えるといってもそのための予算をどんどん増やすわけにはいかないのです。

　そうなのです。医療費削減は日本の一大テーマなのです。ここ約20年で日本の産業は大きく変わりました。銀行も都市銀行はわずか数行になっ

第4章 2025年(平成37年)に向けた日本の医療提供体制改革

てしまっているのです。その他の産業も効率化を求めて合併に次ぐ合併で大企業化し、世界と対等に競走できるように改革されました。然るに医療産業だけはほとんど改革されていないのです。だからこの改革の遅れた医療産業の効率化は避けて通れないことであり、何も安倍首相を恨む筋合いは全くないのです。

ここに来てようやく、厚労省の官僚は、「急性期と言われる一般病床の中に隠れている社会的入院のあぶり出し」にやっと着手しました。この社会的入院の巣窟と言われる「なんちゃって急性期病院」の退治が始まりました。

特定除外制度については、P80 第3章3「特定除外制度」とは ですでに説明しましたが、この制度を使って平均在院日数に算入しなくてもよい慢性期患者さんを急性期病院に社会的に長く入院させることを、長い間合法化して来たことが日本に寝たきりが多いことと、無駄な医療費が浪費されてきた最大の原因です。

リハビリもなく、4.3㎡の8人部屋などの古い、汚い、臭い、狭い病室でベッドとベッドのすきまは隣り合う患者さんが手をつなげるほどの最悪の環境にずっと寝かされて、リハビリも十分提供されないこれらの慢性期の社会的入院の巣窟である「なんちゃって急性期病院」の整理整頓が今から本格的に始まるのです。

P115 第4章 6 2025年(平成37年)の医療機能別必要病床数の推計結果が

あなたのリハビリは間違っていませんか

もたらしたもの で述べますが、全国各地にある急性期病院は大幅に病床を減らすことを強要されています。そうして回復期病院※に移行するか、病院をやめるか、自分達で決めなさいと引導を渡されているのです。

5　2006年（平成18年）診療報酬改定のもたらした大罪

　医療費急増の原因は何でしょうか。どこでボタンの掛け違いが起こったのでしょうか。実は2006年（平成18年）の診療報酬改定が大問題である事が次第に明らかになってきました。

　2006年（平成18年）の診療報酬改定によって、主に下記の4項目が行われました。

①療養病床大幅削減計画
②療養病床への医療区分の導入
③特定除外の継続
④7対1一般病床の新設

　まず、P101第4章 2 2006年（平成18年）療養病床削減問題　で述べましたが、小泉政権に平均在院日数を減らせと命令されて、平均在院日数の長い療養病床を10万床減らすという強行政策が行われました。特定除外患者さんは、平均在院日数に算定していなかったので、そのまま継続され温存されました。これにより、同じ慢性患者さんが新設された7対1一般病床と20対1医療療養病床に入院した時の1日当たりの入院費の差が約3万円から5万円となったのです。

結果として、7対1一般病床に大量の特定除外という慢性期患者さんが10〜15万人も温存され、高い入院費が野放しにされたのです。

　7対1一般病床は、新設した当初、5万床程度であろうと予測していた7倍の35万床まで急増しました。この原因として、7対1一般病床の条件が、看護師の数を揃えることだけで、その他の縛りが少なかったのです。その結果、全国で看護師争奪戦が起こりました。今の官僚たちは、この時の失敗を取り戻そうとしているのです。

　しかし、仮に試算してみると、(図22)は、7対1一般病床と、20対1医療療養病床の点数の差を3万円として、特定除外患者さんが10万人と仮定して、1年間365日でいくらになるかと計算しています。なんと、1兆950億円です。このように特定除外制度を2006年（平成18年）に廃止せず、療養病床を10万床削減するなどという誤った政策をせずに、特定除外制度を廃止していたとしたら、1年で1兆950億円、2016年（平成28年）までの10年間で、なんと約11兆円もの医療費の無駄遣いをしてしまったということになります。

　さらに7対1一般病床を新設したことは、患者さんにとって良いことでしたが、基準を厳しくしておけば37万床にもならなかったでしょうし、半分近くが1週間に1回の指示の見直しもないような患者さんが半分近くも入院するような馬鹿な事にはならなかったでしょう。(図23,24)

　だから最初は5万床くらいと予想していたことだったので、この余分な

第4章　2025年(平成37年)に向けた日本の医療提供体制改革

約30万床の7対1一般病床と10対1一般病床の差を計算すると、1年間で2,836億500万円となり、この2つの分の10年に渡る無駄遣いにより、なんと14兆円近くにもなるのです。このロスが仮になかったとしたら、現在のような、大幅で厳しい医療提供体制改革も必要なかったかもしれません。

> ３万円×１０万人×３６５日＝<u>１兆９５０億円</u>
> ７対１が５万床から３５万床に３０万床増えた。
> ３０万床×2,590円※×３６５日＝<u>2,836億500万円</u>
> （※7対1入院基本料1591点－10対1入院基本料1332点＝259点）
> <u>１兆９５０億円＋2,836億500万円＝１兆3,786億500万円</u>
> <u>１兆3,786億500万円×10年間＝13兆7860億5,000万円</u>

> 今の官僚は、この時の失敗を取り戻そうとしている。

2016年9月　武久　洋三作成

図22：10年間の医療費の無駄遣い

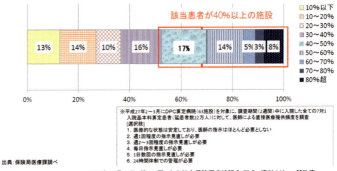

図23：医師の指示による指示見直しの頻度別の患者の割合別医療機関分布

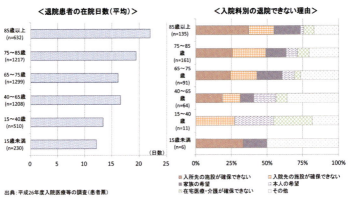

図24：年齢階級別の在院日数と退院できない理由

第4章　2025年（平成37年）に向けた日本の医療提供体制改革

6　2025年（平成37年）の医療機能別必要病床数の推計結果がもたらしたもの

　さて、日本では2014年（平成26年）に病院を機能別に4つの種類に分類しました。そしてこの4つの機能別の病院のそれぞれ病床の数を、47の各都道府県ごとに決めてしまったのです。これは厚労省 医政局の地域医療計画課が、「地域医療構想※策定ガイドライン等に関する検討会」という委員会で有識者に論議をしてもらって結論を出したというお墨付きの元に発表したのです。

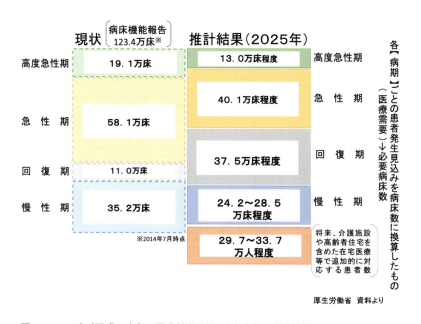

図25：2025年（平成37年）の医療機能別必要病床数の推計結果

(図25)では、2025年(平成37年)までに高度急性期病床を現在の19.1万床から13万床に、急性期病床を58.1万床から40.1万床に、そして回復期病床を11万床から37.5万床に、慢性期病床を35.2万床から24.2〜28.5万床に、最後に現在より減少する病床を含めた29.7〜33.7万床分を、介護施設や高齢者住宅を含めた在宅医療へシフトさせてゆくという、当時としては、医療現場にかなりの衝撃を与えるような将来予想図を提示しました。そしてこの病床数に合わせるように、と各都道府県における4つの機能別の病床数まで詳細に示したのです。

(図26)は全国の都道府県ごとの4つの機能別病床数を1つのグラフに

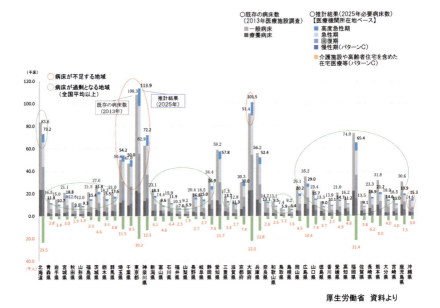

図26:2025年(平成37年)の医療機能別必要病床数の推計結果
　　　(都道府県別・医療機関所在地ベース)

第4章　2025年(平成37年)に向けた日本の医療提供体制改革

したものですが、赤いマルで囲まれている東京都、神奈川県、千葉県、埼玉県と大阪府と沖縄県の6つが、2025年(平成37年)までに病床を増加させるというもので、その他の県は軒並み病床の減少を目指すものです。

　私はちょうど「地域医療構想策定ガイドライン等に関する検討会」の委員として、「これらの病床をどうするか」という議論に参加していたので、正に臨場感がありました。

　行政側や保険の支払い側、学術団体の主張は「早く病院病床の効率化を進めるべきだ」との意見が多く、これに対し、医療を提供する側の日本医師会や病院団体は病床削減を阻止しようと意図する発言に終始したのです。

　私としては、特に「一般病床の社会的入院の是正と25対1医療療養病床の改革を行うべきであり、これらのことを通じて病床を効率化し、急性期でもないのに急性期病院面をしている中途半端な病院を整理する必要がある」と訴えてきました。

　そして議論の途中であったにもかかわらず、何といきなり先述のように4つの各病床機能の具体的な数値が各都道府県ごとに発表されたのです。既に数年くらい前から秘かに計算して作成していたものと想像されますが、これらの数値は各都道府県ごとの人口に対して、何らかの数式に当てはめることによって、機械的に出されたものです。多分、厚労省の人事異動は夏ですから、その期限ギリギリに発表して課長は異動して行きました。

　その折、「これらの各都道府県ごとの各機能別の病床数は、あくまで参

考値であり、各都道府県ごとの事情があるから、この数を参考にしながら10年後、即ち団塊の世代が75歳の後期高齢者になる頃までに、各地で政策を決めなさい」というものでした。

しかし、一度出された通達、国が示した数字というものは、権威をもって1人歩きをしてしまうものなのです。全国のほとんどの県は、今より病床を減らさないといけない状況であり、県によっては「10,000床以上の病床を介護施設や高齢者住宅を含めた在宅医療へ転換するか、廃止の方向に考えよ」というものですから、病院経営者にとってみれば、正に大命題を突き詰められたようなものです。しかし、都道府県にとって金科玉条のようなものとして国から示された数は、渡りに舟とも感じられたのではないかと思われます。

なぜなら国民健康保険の保険者※は、現在は市町村なのですが、2018年（平成30年）には都道府県が保険者になることが決まっているからなのです。保険者としては「自分の県が日本で一番国民健康保険料が高い」となると、ひょっとしたら、現在の知事は次の選挙で負けるかもしれません。

医療費の元となっている保険料は、外来患者さんの数よりは入院患者さんの数が多いほど、間違いなく医療費総額は高くなります。そこで、病床を減らし、入院患者さんの数を減らせば、自然に医療費は減少し、保険料を安くすることができるのです。だから都道府県は、国が示した病床数減少の具体的な数字を錦の御旗と考え、専ら病床削減に邁進しているのです。

7　人口減少

　どうして病床削減、病院の機能分化への動きが活発化しているのか、その最大要因は「人口減少」です。2008年（平成20年）をピークに日本は死亡数と出生数が逆転し、人口の自然減が始まりました。それからまだ10年も経たないのに、もう年間30万人もの人口の自然減が起こっているのです。2025年（平成37年）には死亡数は160万人を超えてくるのです。2015年（平成27年）の出生数は約100万人、20歳の人口が約121万人ですから、1年で1万人出生数が減っていくものだと思っていました。しかしながら、なんと2025年（平成37年）には出生数が78万人となると予想されているのです。すなわち、2025年（平成37年）の日本の人口の自然減は実に80万人となるのです。この人口減は当然ですが、全国一律に起こる現象ではありません。

　都会には人が集まって来るため、人口減少は些かです。地方部では、各県庁所在地の方に移動するので、地方の県の、またその地方、即ちその県の県庁所在地から離れれば離れるほど、人口減少の割合は大きくなり、ほんの10年でその地域の人口が30～50％も減少するなどの予想も出されています。

　（図27）は日本の人口の推移ですが、「いい国つくろう、鎌倉幕府」で有名な1192年ごろは、人は1,000万人ぐらいしかいませんでした。しかし、

あなたのリハビリは間違っていませんか

1900年ごろから2000年（平成12年）までの間に人口が増えて1億2,000万人となり、これから先2100年になると、4,000万人くらいまで減少すると予測されています。すなわち、現在はピークを少し過ぎたところにいることになります。

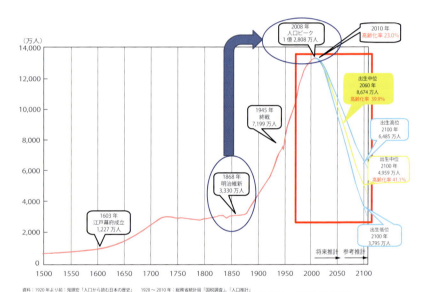

図27：日本の総人口の推移

日本の総人口は、今後100年間で100年前（明治時代後半）の水準に戻っていく。この変化は1,000年単位で見ても類を見ない、極めて急激な減少

第4章　2025年(平成37年)に向けた日本の医療提供体制改革

　(図28)は、日本中の地域ごとに医療需要※が異なることを示しています。北から札幌、仙台、関東地方、名古屋、大阪、広島、福岡などの大都市では、2040年(平成52年)に医療需要のピークが来ると言われていますので、あと25年はあります。

　しかしながら、地図で黒く塗りつぶされている地域については、2010年(平成22年)に医療需要のピークを終えてしまっているのです。これらの地域の若者は、それぞれの県庁所在地や都会に出てしまい、県庁所在地以外の地域の過疎化がずいぶん進んでいるのです。

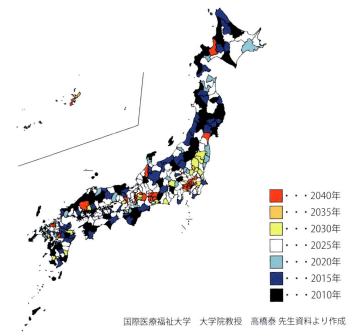

国際医療福祉大学　大学院教授　高橋泰 先生資料より作成

図28：医療需要のピークの時期の地域差

あなたのリハビリは間違っていませんか

　しかも、その人口が減少した地域に住む高齢者の息子たちは、県庁所在地に住んでいることが多いために、親は病気になっても、その地域の病院に入院するとは限らないのです。救急以外は子供達のいる県庁所在地の病院に入院しようとするのです。そうなるとその地域にある病院は人口減少以上の影響があり、病院に空床が増え続けることになります。

8　介護療養病床の廃止

　P101 第4章 2 2006年(平成18年) 療養病床削減問題 で述べましたが、介護療養病床は、その年の医療療養病床削減の実施により、一部の医療療養病床が介護療養病床に参入してきたら、介護保険料が増大することを阻止するために泥縄式に介護療養病床13万床を2011年(平成23年)度末までに廃止することとしました。しかし、老健等への転換がほとんど進まず、介護療養病床の廃止・転換期限を2018年(平成30年)度末まで延長することになり、いよいよ、2016年(平成28年)1月に「療養病床の在り方等に関する検討会」の答申が出されました。そして（図29）のように病院内の療養病床を施設や住居に転換させることが決まりました。

　具体的には、2018年(平成30年)までに病院内の病床を医療内包型施設[※]などに転換することで労せずして病床を削減させることができ、さらに高齢者用の施設や住居が殆ど一銭もかけずに誕生させることができるというものです。

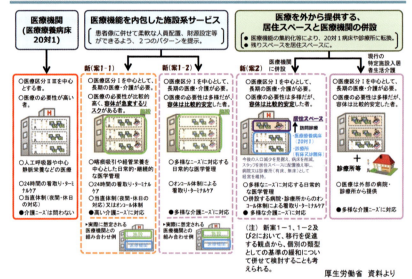

図29：慢性期の医療・介護ニーズへ対応するためのサービスモデル

【案1-1】医療の必要性が比較的高く、容体が急変するリスクのある高齢者が入所する「医療内包型の医療提供施設」

【案1-2】医療の必要性は多様だが、容体が比較的安定した高齢者が入所する「医療内包型の医療提供施設」

【案2】医療の必要性は多様だが、容体が比較的安定した高齢者が入所する「医療外付け型」（病院・診療所と居住スペースの併設型）

第4章　2025年(平成37年)に向けた日本の医療提供体制改革

　そして2016年(平成28年)6月から、「療養病床の在り方等に関する特別部会」がいよいよ始まり、「療養病床の在り方等に関する検討会」で打ち出された病床転換施設の具体的な制度設計等について議論が行われています。私も会の委員として参加していますが、私の意見は、「特養はユニット化していて、患者さんの負担金も高額で低所得者がなかなか入所できない傾向にあるので、この病床転換施設や住居を特養の代わりとすれば、低額で入所できる介護施設等として有効であるから、早く実現すればよい」というものです。

　この会は「療養病床をどう転換させるか」というものでしたが、検討会がはじまると一般病床の代表者の方から、「一般病床からも同様に転換させてくれないか」という申し出が出て来ました。そうなると介護療養病床の約7万床と、25対1療養病床の約10万床、さらに一般病床を加えると、あっという間に20万床分の病床が施設等に転換されるのです。

　急性期病床が大幅に削減されると、慢性期病床の患者さんはむしろ増えます。進行する核家族化で、本当の「自宅」には帰れない患者さん達の行き先として最高の場所が生まれることになります。院内施設ですが、何と言っても病院内にはたくさんの医師や看護師が昼も夜もいてくれるわけですから、心強いことこの上ないですよね。

　25対1の医療療養病床は、20対1のような慢性期治療病棟※にレベルアップはできますが、長い間25対1という社会的入院のプールとして利用し

て来た病棟は、簡単にレベルアップできないと思われます。(P105 第4章 3 病院の数は減少しています 参照)

　2018年(平成30年)には病院内病床転換は約20万床になる可能性を秘めながら、激しい議論が戦わされることでしょう。だけどそこには、厚労省の「慢性期」は「慢性期治療病棟」しか認めない、即ち「治療しないのであれば、そこは病床ではない」という明白なメッセージが発露されているのです。いまだにそのことに気が付いていない病院経営者の何と多いことか、昔から物事を自分の都合の良いように解釈して、「病院という社会的な責任を果たしているのだから、病院経営者が困るようなことはするはずがない」と思っていた人達でもさすがに、2012年(平成24年)、2014年(平成26年)、2016年(平成28年)の診療報酬改定を見れば政府の意図がなへんにあるかは、うすうす感じていただろうに。

　しかし2015年(平成26年)の「療養病床のあり方検討会」の答申や2016年(平成28年)に始まった「療養病床の在り方等に関する特別部会」の議論を見れば厚労省が何を考えているか、「病院病床はこれから一体どうなるのか」という何とも言えない不安感がひしひしと感じられ、中小民間病院や中途半端な公的病院も、今や自らのこととして大きな壁にぶち当たっていることを、やっと認識しはじめているのです。

　このようにして、どちらかといえば世界の中では異常ともいえる病院病床の多さは、入院の定義の変遷のもとに是正されていくのでしょう。そう

第4章　2025年(平成37年)に向けた日本の医療提供体制改革

して人口に見合った数に収れんしてゆくのだという、確定的未来予想を国民も医療提供側も受け入れてゆかなければ、これからの日本の医療は崩壊するしかないのです。

9　終の棲家

　近年の診療報酬改定によって、医療療養病床はどんどんと変革され、一般病床もかつてのように特定除外制度を理由に長期療養を続けて、特養の入所待ち状態の代わりに入院し続けることが実質不可能となった上に、長く入院していると1日の入院費が段々に安くなるという仕組みが出来てしまいました。

　何より国民もある程度元気になったのにいつまでも退院させてくれず、入院を続けるような方針を病院が取っているならば、病院不信が募り、結局その人口の減少する地域の中での信用を失ってしまうのです。そうなれば外来の数も減少し、病院として維持できなくなります。

　10～20年前までは介護保険施設などの整備が十分でなかったので、病院はその代用としての社会的入院の役割を果して来たとも言えます。またその頃はまだまだ日本の人口は増え続けると思っていましたし、病院が経営に困るなんて国民も病院経営者も考えていなかったのかもしれません。全ては人口減少がもたらせた結果と考えられます。

　2000年（平成12年）に介護保険制度が始まり、特養や老健などが整備され、サービス付き高齢者住宅※（以下「サ高住」）やグループホーム※など自宅ではありませんが、自宅の代わりになる施設も急増して来たのです。だから昔からある病院の6～8人部屋のような一般病床に長い間社会的入院をし

第4章　2025年（平成37年）に向けた日本の医療提供体制改革

なくても良くなったので、地方の特に特徴のない「なんちゃって急性期病院」は軒並み経営困難に陥ってしまいました。

一方で療養病床は、1人当たりの病床基準が6.4㎡であり、5人以上の病室はなく、居住性が一般病床に比べはるかに快適な上に、入院費も安い上に、最近多くなったユニット型特養よりも安いとなると、療養病床に入院することを望む人は増えているのです。

何より、病院は医師がいて、看護師もいて、リハビリもしっかりしてくれます。1人当たりの病室面積は、特養の10.65㎡より狭い6.4㎡ではありますが、共用スペースとして食堂やホールもあります。しかも、どこにいるよりも安いのです。何と家でいるよりも安いのです。それは食事代の負担額の低さも魅力のようです。（表25,26）

かくして家族はいつまでも療養病床に入院していてくれれば助かることこの上ないでしょう。要介護状態の家族が自宅に帰ってくることを思っただけで大変だという事で、医療療養病床の特に25対1の病棟は、特養へ入所するための待機場所としてではなく、特養代替場所として入院しているのです。

一方、特養への待機者の集団は老健にいるのです。老健は1人当たり面積8㎡であり、病院と特養の中間の広さです。また当初、老健はいわゆる中間施設[※]と言われていて、入所は3ヶ月間とされ、出来るだけ早く自宅へと復帰させる施設として1986年（昭和61年）に出来たものの、その後

表25：病院・介護保険施設・高齢者向け住まいの主な提供体制

		一般病床 (※1)	医療療養病床 (※1)	介護療養病床 (※1)	介護老人保健施設		介護老人福祉施設		認知症 高齢者 グループ ホーム	有料老人 ホーム	サービス付き 高齢者住宅
					介護療養型	従来型 (多床室)	ユニット型	従来型 (多床室)			
1人当りの面積		6.4㎡以上 (既設※2) 6.3㎡以上 (1人部屋) 4.3㎡以上 (その他)	6.4㎡以上	6.4㎡以上	8.0㎡以上 ※大規模改修 までは6.4㎡以上	8.0㎡以上	10.65㎡	10.65㎡	7.43㎡	13㎡	25㎡ (共同の居間、 食堂、浴室 等がある場合)18㎡
1部屋の定員数		―	4人以下	4人以下	4人以下		1人	1〜4人	1人	1人	1人
必置施設		診察室・手術室・処置室・ 臨床検査室・X線装置等 ※3			診察室＋機能訓練室・ 談話室・食堂・浴室 ＋ レクリエーションルーム (談話室と兼用可) ＋ サービスステーション		医務室＋機能訓練室・ 談話室・食堂(共同生活室)・浴室 ＋ 静養室		居間・食堂・ 台所・浴室・ トイレ	食堂・浴室・ト イレ・洗面設備 ・収納など	原則 台所・浴室・ト イレ・洗面設備・収納な ど、バリアフリー 構造(廊下幅、段 差解消、手すり 設置)
				機能訓練室・談話室・ 食堂・浴室							
主な職員配置基準	医師	16対1 3人以上	48対1 3人以上	48対1 3人以上	100対1 常勤1以上		必置数(非常勤可)				
	薬剤師	70対1 1人以上	150対1 1人以上	150対1 1人以上	実состоう適当数 (300対1を標準)						
	看護職員	看護師及び 准看護師 3対1 (※5)	看護師及び 准看護師 4対1(※4) (※5)	6対1以上	入所者の数が3又は その端数を増すごとに1以上				3対1以上	(介護付き) 看護・介護 3：1以上 入所者100人の 場合看護3人	
	介護職員		4対1(※4)	6対1以上							
	理学療法士 作業療法士	PT及びOTが 適当数	PT及びOTが 適当数	PT又はOTが 100対1以上							
	(管理)栄養士	病床数100以上 の病院に1人	病床数100以上 の病院に1人	病床数100以上 の病院に1人	定員100以上の場合 1以上		1以上				
	介護支援 専門員			1以上 (入所者の数が100又は その端数を増すごとに1を標準)			1以上		1以上	(介護付き) 1以上 (100対1を標準)	

※1　病院の場合の基準であり、診療所は含まない
※2　既設とは、2001年(平成13年)3月1日時点で既に開設の許可を受けている場合のことをいう。
※3　その他の必置施設について、調剤所・給食施設・その他都道府県の条例で定める施設(消毒施設・洗濯施設)
※4　2012年(平成24年)6月30日までに届け出たものに限り2018年(平成30年)3月31日までは6対1でも可。
※5　看護師又は准看護師。

厚生労働省 資料より作成

表26：病院・介護保険施設・高齢者向け住まいの自己負担額の推計（患者さん又は入所者さんが70歳以上、一般所得者かつ、要介護5の場合における自己負担額の推計値）※2015年(平成27年)現在

		医療療養		介護療養病床 (多床室)	老人保健施設		介護老人福祉施設		認知症 高齢者 グループ ホーム	有料老人 ホーム	サービス付き 高齢者住宅
		医療区分 I	医療区分 II、III		介護療養型	従来型 (多床室)	ユニット型	従来型 (多床室)			
患者さん・入所者さんの自己負担額の推計	患者・入所者負担額	約4.4万円 (高額療養費上限)		約3.7万円 (高額介護 サービス費 上限)	約3.7万円 (高額介護 サービス費 上限)	約3.0万円	約3.1万円 (※3)	約2.8万円 (※3)	約3.0万円		
	食費	約4.2万円 【食材料費・ 調理費相当】 〈460円/1食〉	約2.4万円 【食材費 相当】 〈260円/1食〉	約4.2万円【食材費・調理費相当】 〈1,380円/1日〉					約4.0万円	所得による 軽減措置あり (家賃・共益費・ 基本サービス 相当費・光熱 水費)	所得による 軽減措置なし (家賃・共益費・ 基本サービス 相当費・光熱 水費)
	居住費 (光熱水費)	約1万円 【光熱水費 相当】 〈320円/日〉	0円	約1.1万円 (※2)			約5.9万円 (※2)	約2.6万円 (※4)	約8.0万円	約19.0万円 (※5)	約14.0万円 (※5)
	合計	約9.6万円	約6.8万円	約9.0万円	約9.0万円	約8.3万円	約13.2万円	約9.6万円	約15.0万円		

※1　70歳以上の一般所得者の場合、かつ、厚生労働大臣が定める基準に適合するものとして届出を行った保険医療機関が提供する場合
※2　介護に関する施設については、基準費用額の場合。
※3　特養の自己負担額については、基本報酬に処遇改善加算（I）を算定している場合で、高額サービス費（24,600円）上限対象外の場合。
※4　特養の居住費（多床室）については、平成27年8月より、室料相当が自己負担分となった。（基準費用額が470円の引き上げ。）
※5　介護保険・医療保険の自己負担分は含まれない。

厚生労働省 資料より作成

第4章　2025年(平成37年)に向けた日本の医療提供体制改革

の急激な高齢化と核家族化の煽りを受けて、入所期間が次第に伸びてきてしまって、2012年（平成24年）には、老健に在宅強化型老健※が導入されましたが、平均在施設期間は329日にもなってしまっていました。全国での老健の数も34.4万床へと急増したのです。

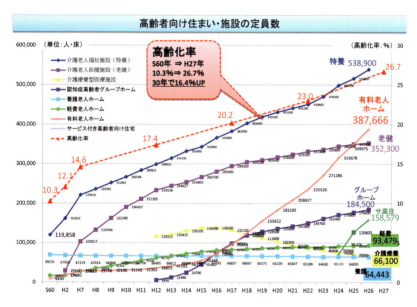

図30：高齢者向け住まい・施設の定員数

　一方、老健が始まった1988年（昭和63年）当時、特養は14.5万床でしたが、2014年（平成26年）には53.4万床となり、2002年（平成14年）に始まったユニット型も16.3万床にまで増加しました。（図30）

あなたのリハビリは間違っていませんか

　一方、療養病床の方は、2006年（平成18年）の療養病床大幅削減の号令にもかかわらず療養病床削減政策を放棄した2012年（平成24年）でも医療療養26.7万床、介護療養7.8万床で計34.5万床を維持しています。そして前述の如く、患者さんの負担金が病院施設を通じて一番安いという状況は変わっていないのです。だから療養病床の入院率はほぼ95％以上という高い水準に今も留まっていて、特養が増えたしわ寄せは、一気に老健に及びました。

　現実に地域の中に新しい特養が出来るとなると、それまで老健にいた患者さんは競ってその新設の特養へと入所を希望するのです。なぜなら、老健の平均在施設日数が311日と長くなっても、設立当時の中間施設というイメージが残っており、「終の棲家[※]」としての特養に老後の安定を求める患者さんや家族は、老健より特養を選択するからです。従って地域にもよるものの、今は老健の空床率が増大して来ているのです。この傾向は一時高齢者の急増により、入りたい病院や施設が少ない為に急増したサ高住へも波及し、今やサ高住の経営は結構難しいと言われるようになりました。

10　精神科病床における認知症患者さんの受け入れについて

　今、精神病床※を含めると日本では病院だけで約156万床もの病床が存在するのです。精神病床は約34万床です。統合失調症※の特効薬がどんどん発見されて来て、数十年間以上入院して来た慢性期の統合失調症の患者さん以外の新しい患者さんは、長期の入院の必要がなくなって来たのです。そして精神病院の患者さんの高齢化がどんどん進み、他人に危害を加える心配もなくなり、閉鎖病棟※の必要性も少なくなっているのです。従って精神病院は国の方針として病床を減らすことを要求されています。もし精神病床を減らす方向に考えている精神病院があれば、その減少させる病床を、内科医と共診できる軽中度の認知症患者さんのための病床にしたらいかがでしょうか。

　認知症は精神科医と内科医の両方が担当する方が改善する可能性が上がるのではないかと思います。

　実際に、約34万床ある精神科病床は30万床位まで、とりあえず4万床位削減させる誘導政策が始まりました。また一般病床も20万床程度は早急に減らそうとしています。これだけでも24万床で、全体は130万床程度を目標にしています。最終的には全病床数を100万床に限りなく近づけようとしています。財務省も厚労省も、世界各国の人口比で日本が一番多

あなたのリハビリは間違っていませんか

い病床数を削減することがポイントであると信じているのです。

第5章
新しいリハビリテーションが始まる

1 「地域包括ケア病棟」誕生

2 「地域包括ケア病棟」の役割

3 リハビリのアウトカム評価の導入

4 これからのリハビリ制度改革に
　期待すること

5 認知症リハビリと癌リハビリの必要性

6 認知症リハビリ

7 癌リハビリ

8 介護保険をどう改革するか

あなたのリハビリは間違っていませんか

1　「地域包括ケア病棟」誕生

2014年（平成26年）度診療報酬改定は、大きな大改革となりました。

地域包括ケア病棟に初めて、リハビリの1日2単位包括性が導入されたのです。これは医療現場に即したものであると考えます。どういうことかというと、入院して在宅復帰を目指す患者さんにリハビリの必要ない患者さんはいません。つまり、ほとんどの患者さんに普遍的に必要とされる医療サービスは当然、入院基本料に含まれるべきものなのです。リハビリで収入を増やすような仕組みは是正すべきなのです。

リハビリが出来高払いから包括性へと転換されるこの動きは、強まれこそすれ、出来高払いに戻ることはあり得ません。さすれば、回復期リハビリテーション病棟は、既にその使命を終えたと考えてもよいかもしれません。今後は、3種類ある回復期リハビリテーション病棟1, 2, 3のうち、1は残って、2, 3は地域包括ケア病棟に包括されるかもしれません。それは回復期リハビリテーション病棟も平均3ヶ月の在院日数に近付いているため、私はそのように考えています。

一方、「地域包括ケア病棟」は、救急機能が求められていて、急性期治療後の患者さんや在宅療養患者さんや施設に入所されている方で急変した患者さんを受け入れ、集中的な治療とリハビリにより、早期に在宅復帰することを目的に新設されました。

第5章　新しいリハビリテーションが始まる

　地域包括ケア病棟には、様々な特徴があります。まず、(表27) にあるように、(1) と (2) があり、その違いの一つとしてあげられるのが、初めて病棟の病室面積による差をつけたことです。

表27：地域包括ケア病棟(1)と(2)の違い

地域包括ケア病棟		（1）	（2）
点　数		2,558点	2,058点
人員	看護師及び准看護師	13対1、看護師割合 7割、夜勤2名配置	
	（加算）	最少必要人数＋50対1以上；150点	
	介護職員		
	（加算）	25対1；150点	
	その他の職種	専従のPT、OT、ST　1人以上 専任の在宅復帰支援担当者1人以上	
施設基準		6.4㎡以上	
患者状態		一般病棟用の重症度、医療・看護必要度 対象（A項目1点以上またはC項目1点以上）患者　10%以上	
リハビリテーション		対象者へ1日平均2単位以上提供	
在宅復帰率		70%以上	
入院期間		60日	

2016年(平成28年)4月現在
厚生労働省 資料より作成

　現在の病床は、患者さん1人当たり6.4㎡で5人部屋以上は認めないという決まりがありますが、以前は1人当たり4.3㎡の10人部屋でもよいという、とてもよい入院環境とは言えないひどいものでした。しかし全国にはまだ、この4.3㎡の6〜8人部屋を多く有する病院があるのです。今までは医師と看護師等の医療スタッフさえいれば、高い報酬が得られていたのです。現

あなたのリハビリは間違っていませんか

在でも急性期病床はそのままです。

　要するに、1つの狭い病室に多くの患者さんが入院しようと、広い少人数の病室に入院しようと同じ入院費なのです。この不可思議な基準に大きな差をつけたのが、この地域包括ケア病棟の（1）と（2）の違いです。何と全く差がなかった入院費を1日5,000円、1ヶ月15万円もの差をつけたのです。患者さんの療養環境の改善に投資もせずに、のんびりと病院を経営して来た病院に対する痛烈なパンチを食らわせたのです。

　そして先述しましたが、2014年（平成26年）改定の優秀で勇気のある改革を指揮した厚労省の医系技官たちは、この病棟でのリハビリを必ず毎日最低2単位は行わなければならないという痛快な方針を出しました。しかも2単位以上のリハビリを実施することが条件でありながら、行ったリハビリには点数をつけませんでした。これが「リハビリの包括性」です。

　2単位以上なら、10単位のリハビリをしようが勝手であり、「いくら多くリハビリをしても収入にはならない」という私の考えとしては、当然の決定を下したのではないかと思っています。「いやなら、この病棟の申請を止めたらよろしい」ともいえるような、突き放した新設病棟の誕生でしたが、（図31）のように2016年（平成28年）8月末で1,600病院を超えて、この病棟の運営をしていることが分かっています。

第5章　新しいリハビリテーションが始まる

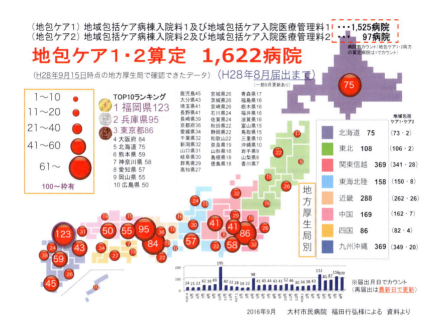

図31：全国の地域包括ケア病棟算定状況

　そして、2015年（平成27年）夏に厚労省が地域包括ケア病棟でどの位リハビリを実施しているか調べたら、（図32）のように何と2単位以上リハビリをしている病院が続出したのです。

あなたのリハビリは間違っていませんか

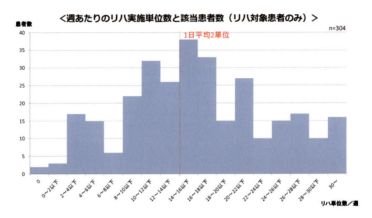

図32：地域包括ケア病棟におけるリハビリ実施状況

　これが当たり前です。リハビリは患者さん毎に「必要だ」と思われるリハビリを、「今」というこの時に、集中して行うべきであり、いちいち「いくらしたら、いくら点数をつける」なんていう診療行為ではないのです。

第5章　新しいリハビリテーションが始まる

2　「地域包括ケア病棟」の役割

　実は、厚労省は高度急性期を広域急性期とし、地域包括ケア病棟は広域急性期でない地域急性期の病院が参入するようにという指令を出したに等しいのです。

　高度急性期（広域急性期）なら県外等、遠方からでもインターネット等でその病院を調べて受診するし、特殊で高度な医療を行っています。これに対して「地域急性期」は、近くの地域からしか患者さんは来ないし、行っている手術や処置も、普通にどこでも行っているようなものが多いのです。

　地域包括ケア病棟は、救急指定を取ることが条件でしたので、そうなると、正に急性期の病院しか取れないことになります。これは、もともと救急対応していなかった療養病床にとって、医師の数が十分でなく、検査等の設備も十分でないため、このハードルはかなり高いものです。だから地域包括ケア病棟の許可を取っているのは、いわゆる一般病床を有しているケアミックス病院が中心となっています。

　しかしながら、驚いたことに2016年（平成28年）7月現在で何と9つもの大学附属病院が地域包括ケア病棟の（1）の認可を受けていたことがわかりました。正に驚きです。大学病院といえば「高度急性期機能の最たるもの」かと思いきや、時代は変わっているのですね。

　私が32年前に最初に開設した病院は60床で、徳島市のはずれにありま

す。徳島はもともと公立公的な急性期病院の多いところでしたから、私の病院はPost acuteを主に担うリハビリを中心とした慢性期医療を中心に運営して来たのです。しかし2014年（平成26年）の改定で1病棟を地域包括ケア病棟の(1)にしようということになりました。しかし救急指定をとるとなると、その準備が大変になりました。

　幸い今までも結構、休日や時間外でも救急入院には対応して来ていた経過もあり、また若い医師達が揃いつつあったので、医師の先生達に相談の上、2次救急※病院の指定申請をしました。徳島県も徳島市消防署も大喜びで、あっという間に、2週間位で2014年（平成26年）4月からの2次救急指定の許可を出してくれました。

　救急患者さんは軽度・中度の高齢者が多く、その人達を高度急性期の3次救急※に運ばざるを得ない状況に苦慮されていたのだと思います。（図33）かくして慢性期病院の救急指定が誕生したのですが、全国ではまだまだ少ない状況かもしれません。

第5章　新しいリハビリテーションが始まる

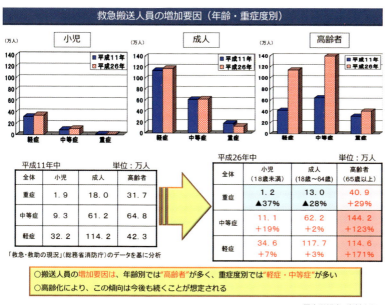

図33：救急搬送人員の増加要因（年齢・重症度別）

そして、2016年（平成28年）の改定では、この地域包括ケア病棟に「なんちゃって急性期」を急性期という病床機能からはぎ取って、地域包括期すなわち回復期に行かせようという意向をよりすすめるために、これまで地域包括ケア病棟取得時の条件であった救急指定の要件を、2016年（平成28年）4月から外したのです。これで今後、地域包括ケア病棟は近々2,000病院になるのではないかと思われます。

「うちは急性期病院だ」と言い張る病院を急性期とはいわない回復期と

あなたのリハビリは間違っていませんか

いう機能に押し込めるための計画は着々と進んでいます。回復期機能とは「回復期リハビリテーション病棟と地域包括ケア病棟のこと」ということを示すと厚労省は公言しているのです。

彼らは自称急性期病院の急性期機能は半分もなく、むしろ慢性期患者さんが多いという事実をとっくに見破っているからなのです。それなのに、そこにはろくなリハビリ機能もなく、本当はこれらの「なんちゃって急性期病院」にはこの日本の医療という舞台から退場してもらいたいのだと思います。

ほとんどリハビリを重視せず、リハビリ機能のない中途半端な、そんな急性期病院が、急に質のよい回復期機能をもった病院に変われるとも思っていないでしょう。そうです、厚労省はどうしようもない、理念のない、儲け主義の病院は消滅してもよいと思っているのでしょう。

一方で日本のリハビリ機能の中心の回復期リハビリテーション病棟も外部の環境の変化と共に我世の春を謳歌していたこの約20年の「リハビリは儲かる」的発想の病院は、今後次第に消えてゆくか、反省して正しいリハビリ提供病院になるか、の2つの選択肢を選ばなくてはなりません。リハビリのベクトルが、「できるだけ早く集中的に元の日常生活に戻して、自分のことは自分でできるようにする」というものに変わってゆけば、患者さんに本当に満足してもらえるリハビリになることになり、世の中がリハビリ医療に期待と信頼を寄せるよすがになることを願っています。

第5章　新しいリハビリテーションが始まる

　この流れというものは、近い将来にはリハビリ治療全体が包括化される方向に確実に動いています。それでこそ病院間のリハビリ力の差が一気に出てしまうでしょうし、良い結果を出している病院の手法を学ぶ病院が続き、日本全体のリハビリのレベルアップに寄与するものだと信じています。

3　リハビリのアウトカム評価の導入

　さてリハビリの効果がどの位あったのかを知るためには、皆が認める基準が必要ですよね。決まった最大限の時間のリハビリさえすればその成果について無頓着であったリハビリの現状を見るに見かねた厚労省の保険局の勇気ある医系技官が、2016 年（平成28年）診療報酬改定で思い切ったリハビリ改革を行いました。それはリハビリの成果を問うことでした。

　リハビリの基準は、とても多くあるのですが、厚労省が認めて診療報酬上に反映させているのはFIMという評価方法です。（表28）がその詳細です。

表28：FIM；Functional Independence Measure 機能的自立度評価表

分類	項目	内容	点数
運動項目 13項目 (13〜91点)	セルフケア (6〜42)	A) 食事（箸、スプーン）	1〜7
		B) 整容	1〜7
		C) 清拭	1〜7
		D) 更衣（上半身）	1〜7
		E) 更衣（下半身）	1〜7
		F) トイレ	1〜7
	排泄 (7〜14)	G) 排尿コントロール	1〜7
		H) 排便コントロール	1〜7
	移乗 (3〜21)	I) ベッド、椅子、車椅子	1〜7
		J) トイレ	1〜7
		K) 浴槽、シャワー	1〜7
	移動 (2〜14)	L) 歩行、車椅子	1〜7
		M) 階段	1〜7
認知項目 5項目 (5〜35点)	コミュニケーション (2〜14)	N) 理解（聴覚、視覚）	1〜7
		O) 表出（音声、非音声）	1〜7
	社会認識 (3〜21)	P) 社会的交流	1〜7
		Q) 問題解決	1〜7
		R) 記憶	1〜7
合計			18〜126

点数	介助量	内容
7	完全自立	補助具または介助なしに適切な時間内に自立して安全に行える。
6	修正自立	時間が掛かる。補助具を使用。服薬している。安全性の配慮が必要。
5	監視または準備	監視・準備・指示・促しが必要。介助は10%未満。
4	最小介助	手で触れる以上の介助は必要なし。75%以上90%未満自分で行う。
3	中等度介助	手で触れる以上の介助が必要。50%以上75%未満自分で行う。
2	最大介助	25%以上50%未満自分で行う。
1	全介助	25%未満しか自分で行わない。

第5章　新しいリハビリテーションが始まる

　リハビリの機能をスコアで表すことのできる FIM（Functional Independence Measure）の点数は（表28）のように運動項目91点と認知項目35点の計126点が満点、すなわち健康体の人の点数になります。合計18項目について1点から7点までの間の状態によってスコアで評価します。7点が補助具や介助なしに自分でできるということです。リハビリで良くしようと思って、病院でリハビリを受けているのに、かえって悪くなるなんてことはめったにありません。そこで、退院時のFIMの点数から入院時のFIMの点数を引いて出た点数を「FIM利得」といいますが、このたび2016年（平成28年）4月の診療報酬改定において、FIMの126点満点のうち認知症項目の35点を除いた運動項目の91点のFIM利得を算定上限日数における入院期間割合で割った「実績指数」が27点以上なら、そのリハビリを評価するという新たな制度を取り入れたのです。（図34,35）

　前述したように、リハビリの保険上の決まりは1日9単位まで認められているのですが、2017年（平成29年）4月からは6単位までは認めるものの、あと残りの3単位は、この「実績指数」が27点以上（126点のうち認知症項目の35点を除いた運動項目の91点だけが対象）でなければ、「報酬として認められない」ということになったのです。しかも病棟の1人1人の患者さんの「実績指数」の平均が27点以上あることが条件となりました。

　例えば、脳血管障害でのリハビリの有効期限は6ヶ月なので、この対象患者さんに対し、リハビリを行い、3ヶ月で十分に回復して退院してもらう

ことができたとすると、「FIM 利得」が 14 点しかなくても「実績指数」は 14 点／（3 ヶ月÷6 ヶ月）＝ 14 点× 2 ＝ 28 点となり、規定の 27 点の「実績指数」をクリアすることになります。（図 36,37）

　このアウトカム評価※の制度は、回復期リハビリテーション病棟において導入された制度で、なんともややこしくて、国民には分かりにくい制度ではありますが、「リハビリにアウトカム評価が導入された」最初の年なのです。

　医学では、治療すれば良くなるものとされています。癌のような場合でも一旦軽快し日常生活にも戻れます。しかしそれはある意味当然のことであって、ことさらに自慢するようなことではありません。ただしリハビリはこれまで「何単位提供されたか」が重視され続けました。

　これで今回、リハビリにアウトカム評価が初めて導入されたことで、ほかの診療技術にもこのアウトカム評価が、いずれ導入されるかもしれません。某大学で行われたある種の手術での死亡者がとてつもなく高率だったとか問題になっていますが、本来良くするために行っている医療で、かえって悪化したり、最悪の場合、死亡する率が平均より異常に高ければ、問題になるでしょう。しかしリハビリ患者さんは、1 日 9 単位もしてくれているリハビリ療法士を信用しているので、「こんなにリハビリをしてくれても私が軽快しないのは、私の病気が悪いからだ」と思ってしまい、今まで表立ってリハビリに対する不平不満が世界に出ているわけではありません。

第5章　新しいリハビリテーションが始まる

　しかし、日本には「寝たきり」が異常に多いです。多すぎます。それに急性期病院に長く入院しすぎですよね。これらのことを解決しなければ日本の医療費は今後もうなぎ上りに果てしなく増大するでしょう。それを抑えたい政府が診療報酬全体を抑えにかかれば、それこそ善良な病院から先に潰れてゆくという最悪のシナリオとなるでしょう。賢明な厚労省の医師や法令事務官は2014年（平成26年）、2016年（平成28年）改定をみればメリハリの効いた適切な改定をしてくれています。とにかく「医療費亡国論」ではなく、その原因がどこにあるかを、きっちり分析して、そこにメスを入れれば良いのです。

あなたのリハビリは間違っていませんか

平成28年度診療報酬改定

質の高いリハビリテーションの評価等①

回復期リハビリテーション病棟におけるアウトカムの評価

> 回復期リハビリテーション病棟において、アウトカムの評価を行い、一定の水準に達しない保険医療機関については、疾患別リハビリテーション料の評価を見直す。

現行	改定後
患者1人1日あたり、疾患別リハビリテーションは9単位まで出来高算定	リハビリテーションの効果に係る実績が一定の水準に達しない場合、疾患別リハビリテーションは6単位まで出来高算定(6単位を超えるリハビリテーションは入院料に包括(※))

※急性疾患の発症後60日以内のものを除く

回復期リハビリテーション病棟におけるリハビリテーション料の一部が包括される場合

回復期リハビリテーション病棟におけるリハビリテーションについて、
①提供実績を相当程度有し、②効果に係る相当程度の実績が認められない状態が、3か月ごとの集計・報告で2回連続した場合。

注)
- ①は過去6か月間に退棟した患者の数が10名以上で、入院患者に対して提供されたリハビリテーション単位数が1日平均6単位以上である状態をいう。
- ②は、実績指数(「各患者の在棟中のADLスコアの伸びの総和」を「各患者の(入院から退棟までの日数)/(疾患毎の回復期リハビリテーション病棟入院料の算定上限日数)」で割ったもの)が27未満である場合をいう。
- ②におけるADLスコアの評価については、FIM(Functional Independence Measure)の運動項目(91点満点)を用いる。
- ②の算出においては、ADLが高いもの(FIM運動項目76点以上)、低いもの(FIM運動項目20点以下)、高齢者(80歳以上)、認知機能の障害が大きいもの(FIM認知項目24点以下)を入棟患者の3割を超えない範囲で、また高次脳機能障害の患者(入棟患者の4割を占める保険医療機関に限る)を全て計算対象から除外できる。

[経過措置]
平成28年4月1日以降の入院患者を実績評価の対象とし、平成29年1月1日から実施。

図34　　　　　　　　　　　2016年(平成28年)3月　厚労省　平成28年度診療報酬改定の概要　資料より

平成28年度診療報酬改定

回復期リハビリテーション病棟のアウトカム評価に係る計算式等について①

- 回復期リハビリテーション病棟におけるリハビリテーションの効果の実績に基づき、疾患別リハビリテーション料のうち、1日6単位を超えるもの(脳血管疾患等の患者であって発症後60日以内のものに対して行ったものを除く)は回復期リハビリテーション病棟入院料に包括する。

  ※ リハビリテーション充実加算(1日6単位以上)の施設基準等において、入院料に包括された疾患別リハビリテーション実施単位数は疾患別リハビリテーションの総単位数には含まない。

効果の実績の評価の対象となる医療機関

3か月ごと(1月、4月、7月、10月)の報告において、①かつ②が、2回以上連続した医療機関
①報告の前月までの6か月間に回復期リハビリテーション病棟から退棟した患者数(実績指数の対象となるものに限る)が10名以上
かつ
②報告の前月までの6か月間の、回復期リハビリテーション病棟のリハビリテーションの1日平均提供単位数が6単位以上

$$1日平均提供単位数 = \frac{回復期リハビリテーションを要する状態の患者に提供された疾患別リハビリテーションの総単位数}{回復期リハビリテーションを要する状態の患者の延べ入院日数}$$

①の退棟患者数の計算対象
- 平成28年4月以降に入棟し、報告月の前月までの6か月間に退棟した患者
- ただし、実績指数の計算から除外された患者は除外

②のリハビリテーションの1日平均提供単位数の計算対象
- 報告月の前月までの6か月間の在棟者
- ただし、回復期リハビリテーションを要する状態でなかった場合は除外

図35　　　　　　　　　　　2016年(平成28年)3月　厚労省　平成28年度診療報酬改定の概要　資料より

第5章 新しいリハビリテーションが始まる

平成28年度診療報酬改定

回復期リハビリテーション病棟のアウトカム評価に係る計算式等について②

効果の実績の評価基準

3か月ごとの報告において報告の前月までの6か月間に退棟した患者を対象とした「実績指数」が2回連続して27未満の場合

$$\text{実績指数} = \frac{\text{各患者の（FIM得点[運動項目]の、退棟時と入棟時の差）の総和}}{\text{各患者の}\left(\frac{\text{入棟から退棟までの在棟日数}}{\text{状態ごとの回復期リハビリテーション病棟入院料の算定上限日数}}\right)\text{の総和}}$$

実績指数の計算対象

- 報告月の前月までの6か月間に退棟した患者（平成28年4月以降に入棟した患者のみ）
- ただし、以下の患者を除外

  必ず除外する患者
  - 在棟中に回復期リハビリテーション病棟入院料を一度も算定しなかった患者
  - 在棟中に死亡した患者

  まとめて除外できる患者
  - 回復期リハビリテーション病棟に高次脳機能障害の患者が特に多い（退棟患者の4割以上）保険医療機関では、高次脳機能障害の患者を全て除外してもよい。
    （高次脳機能障害の患者とは、入院料の算定上限日数が180日となっている、高次脳機能障害を伴った重症脳血管障害、重度の頸髄損傷及び頭部外傷を含む多部位外傷の患者）

  医療機関の判断で、各月の入棟患者数（高次脳機能障害の患者を除外した場合は、除外した後の数）**の3割以下の範囲で除外できる患者**
  - 入棟時にFIM運動項目の得点が20点以下の患者
  - 入棟時にFIM運動項目の得点が76点以上の患者
  - 入棟時にFIM認知項目の得点が24点以下の患者
  - 入棟時に年齢が80歳以上の患者

  ◎ 除外の判断は遅くとも入棟月分の診療報酬請求までに行うことが必要。
  （除外に当たっては、除外した患者の氏名と除外の理由を一覧性のある台帳に順に記入するとともに、当該患者の入棟月の診療報酬明細書の摘要欄に、実績指数の算出から除外する旨とその理由を記載する。）

※ 在棟中にFIM運動項目の得点が1週間で10点以上低下したものは、実績指数の算出において、当該低下の直前に退棟したものと見なすことができる。

2016年（平成28年）3月 厚労省 平成28年度診療報酬改定の概要 資料より

図36

平成28年度診療報酬改定

回復期リハビリテーション病棟のアウトカム評価に係る計算式等について③

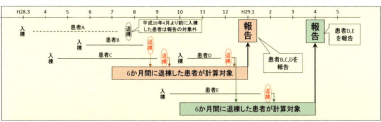

報告月	平成29年1月	2月	3月	4月	5月	6月	7月	8月
ケース1	○	−	−	○	−	−	○	−
ケース2	○	−	−	×（1回目）	−	−	○（リセット）	−
ケース3	×（1回目）	−	−	×（2回連続）	−	−	○（リセット）	−
ケース4	×（1回目）	−	−	×（2回連続）	−	○（リセット）	×（1回目）	−

- 1日9単位まで出来高算定可
- 1日6単位超は入院料に包括

過去6か月の実績が、2回連続して基準を下回った月から6単位超が包括

・6単位超が包括だった月の翌月は、1、4、7、10月でなくても報告可。
・過去6か月の実績（ここでは平成28年12月から平成29年5月）が基準を上回ったら、その月から再び1日9単位まで出来高算定可。

2016年（平成28年）3月 厚労省 平成28年度診療報酬改定の概要 資料より

図37

4　これからのリハビリ制度改革に期待すること

　P41 第2章 2 疾患別リハビリの問題点 で述べたように、リハビリは未だに5つの疾患別リハビリに大別され、同じ国家資格者が同じ時間リハビリを行うのに報酬に差があります。しかし現在の制度はやがてなくなるでしょうが、厚労省のような役所の仕事は先輩が作った制度を後輩が大きく変えることには、やはり抵抗はあるでしょう。

表29：疾患別リハビリ比較

リハ種別	1単位時間	診療報酬（点）	1分当たり診療報酬（点）	リスク度	技術度
脳血管（Ⅰ）	20分	245	12.25	4位	4位
廃用症候群（Ⅰ）	20分	180	9	3位	3位
心大血管（Ⅰ）	20分	205	10.25	1位	1位
呼吸器（Ⅰ）	20分	175	8.75	2位	2位
運動器（Ⅰ）	20分	185	9.25	5位	5位

2016年(平成28年)4月現在

(表29)のように、この5つの疾患のどれにかかるかは患者さんもわかりませんから、低い点数に該当する病気になった場合は、現在は病院が同じ時間リハビリをするなら点数の高い患者さんにリハビリを優先してしまうようなことがあるとしたら、由々しき問題ですよね。包括性になればこのような弊害もなくなります。

　全てのリハビリの必要な患者さんが、平等に元の日常に戻るための、十分なリハビリが制限なく行われる時代が来れば、日本に寝たきりが半減することは間違いないと思います。前述したように、先ずは嚥下障害、排泄障害の克服、そして、ADL、IADL※の向上、将来共に安全に配慮した援助方法を考えたリハビリが望まれます。

　高齢で脳卒中を発症した患者さんなのに、症例に関係なく理学療法士が「先ずは歩け、歩け」と無理やり訓練するようなことを止め、重度の人にはまずは車椅子自立を目指すようにしないと、訓練により自分で何とか歩けそうだと錯覚した右片麻痺の患者さんが、夜に歩こうとして転倒した結果、反対側の大腿骨を骨折してしまえば、もう二度と歩けなくなる可能性もあるのです。そのような危険を冒してまで高齢者に歩行訓練を強要するEBMはあるのでしょうか。

　このようなおかしいものはおかしいという、リハビリに対するスタンスが、国民の常識となれば、リハビリの現場、すなわちリハビリ専門医※や理学療法士等の考え方や、訓練方法も変わらざるを得ない方向に、180度改善

あなたのリハビリは間違っていませんか

　されることを願います。

第5章　新しいリハビリテーションが始まる

5　認知症リハビリと癌リハビリの必要性

　先述した5つの疾患に対するリハビリに加え、これから必要性が増すリハビリ領域が大きく2つあります。

　ひとつは認知症リハビリです。認知症患者さんは2015年（平成27年）ですでに500万人以上といわれており、近い将来1,000万人とも予想されています。これは何とおおよそ10人に1人です。これらの認知症患者さんは、重症度や病因によって治療法は異なるものの、薬物療法だけでなく、早期の認知症リハビリの必要性が年々高まっています。一部作業療法士が中心となって行われているものの、これからの分野であり、現在の制度では、保険点数にもあまり反映をされていない状況です。

　2つ目は癌リハビリです。日本人の約半分が癌になり、3分の1が癌で死亡する時代、治療方法の進歩もあって、癌にかかっても、10年生存率が高くなって来ていることは、誠に喜ばしいことですが、その10年間を楽しく有意義に暮らすためには、「失われた臓器」や「失われた機能」をいかに代償するか、いかに回復させるかというリハビリは、まだ緒についたばかりと言えます。この2つの新しい概念のリハビリについて述べます。

6 認知症リハビリ

　まず認知症のリハビリについては、介護保険でのみ評価されていると言ってよいでしょう。診療報酬では（図38）のように短期の集中的な認知症リハビリの評価が2014年(平成26年)4月に新設されました。認知症患者リハビリテーション料として入院した日から1ヶ月以内、週に3日まで、1日につき2,400円の報酬が認められています。これは、対象患者さんが、認知症治療病棟※の入院患者さんか、認知症疾患医療センター※に入院している重度の認知症患者さんに限られています。

平成26年度診療報酬改定にて新設された

認知症対策の推進

認知症患者に対するリハビリテーションの推進

▶認知症治療病棟入院料を算定する患者又は認知症疾患医療センターに入院する重度の認知症患者に対する短期の集中的な認知症リハビリテーションの評価を新設する。

（新）　認知症患者リハビリテーション料　240点（1日につき）
　　　　　　　　　　　　　　　　（入院した日から1月以内、週3日まで）

[対象患者]
認知症治療病棟入院料を算定する患者又は認知症疾患医療センターに入院する患者のうち、重度認知症の者（「認知症高齢者の日常生活自立判定基準」のランクMに該当する者）

[施設基準]
①認知症患者の診療の経験を5年以上有する、又は認知症患者のリハビリテーションに関し適切な研修を終了した専任の医師が1名以上勤務していること
②専従の常勤理学療法士、常勤作業療法士、常勤言語聴覚士が1名以上勤務していること

2014年(平成26年)3月 厚生労働省 2014年(平成26年) 度 診療報酬改定の概要より

図38：診療報酬における認知症リハビリテーションの評価

第5章　新しいリハビリテーションが始まる

　しかし認知症治療病棟は、精神病院のみの認可であり、認知症疾患医療センターも総合病院に一部あるものの、精神科に対して評価しているものでしかありません。しかも「認知症高齢者の日常生活自立度判定基準」のランクMに限定されています。

　「認知症高齢者の日常生活自立度判定基準」は、認知症患者さんの認知症レベルを、「自立・Ⅰ・Ⅱa・Ⅱb・Ⅲa・Ⅲb・Ⅳ・M」の8段階で分類したものであり、ランクMは、「著しい精神症状や周辺症状あるいは重篤な身体疾患が見られ、専門医療を必要とする状態」なのです。

　認知症のリハビリは予防から初期の軽度な間に専門リハビリを提供すべきであり、保険診療で認められた認知症リハビリが重度認知症患者さんに対してのみとなると、「何を今更、遅すぎて効果がないでしょう」と言わざるを得ません。

　だから急性期はともかく、地域包括ケア病棟や回復期リハビリテーション病棟、そして療養病床では、認知症の予防から軽・中度の内に何とかして症状の進行を遅らせるためのリハビリをしていても、一切評価されないのです。従って、仕方なく効くか効かないか不確かな薬物療法に頼っているのが現状です。BPSD※のように症状の急性増悪による幻覚、幻聴、異常行動などについては、それをとにかく抑えるための薬物は一応の鎮静に効果があるものの、認知症そのものに有効だと言われる薬剤を、指示通り大量に投与しても、効果が目に見えない現状は何も変わっていないのです。

一方で介護保険による介護報酬に規定されている評価は（表30）にあるように老健の施設サービスと、老健を含む医療機関が開設している通所リハビリ（デイケア）における認知症短期集中リハビリテーション実施加算です。

表30：介護報酬における認知症リハビリテーションの評価

介護保険サービス	認知症短期集中リハビリテーション実施加算（主な概要）		
	介護老人保健施設【施設サービス】	通所リハビリテーション（Ⅰ）	【通所サービス】（Ⅱ）
単位数（点数）	240単位／日		1,920単位／月
対象となる利用者	・MMSEまたはHDS-Rで概ね5〜25点に相当する者 ・精神科医師もしくは神経内科医師または認知症に対するリハビリテーションに関する専門的な研修を終了した医師によって、認知症の利用者であって生活機能の改善が見込まれると判断された者が対象		
算定日数	1週に3日を限度 （入所日から3月以内）	1週に2日を限度 （退院【所】又は通所開始日から3月以内）	個別又は集団で1月に8回以上の実施が望ましいが、1月に4回以上実施した場合に算定可。 （退院【所】又は通所開始日から3月以内）
主な算定要件	・医師又は医師の指示を受けた理学療法士等が、集中的なリハビリテーションを個別に行う		・リハビリテーションの実施頻度、実施場所及び実施時間等が記載された通所リハビリテーション計画を作成し、生活機能の向上に資するリハビリテーションを実施すること。 ・利用者の居宅を訪問し、あらかじめ生活環境を把握すること。 ・評価に当たって、利用者の居宅を訪問し、居宅における応用的動作能力や社会適応能力の評価を行い、その結果を利用者と家族へ伝達する。 ・居宅を訪問した際リハビリテーションを実施することはできない。
	・認知症入所者の在宅復帰を目的として行う ・記憶の訓練、日常生活活動の訓練等を組み合わせたプログラムを実施	・認知症を有する利用者の認知機能や生活環境等を踏まえ、応用的動作能力や社会適応能力（生活環境又は家庭環境へ適応する等の能力をいう）を最大限に活かしながら、当該利用者の生活機能を改善するためのリハビリを実施するものである。	
	ー	リハビリテーションマネジメント加算（Ⅰ）又は（Ⅱ）を算定	リハビリテーションマネジメント加算（Ⅱ）を算定

いずれも大体、入所や通所開始から3ヶ月以内とされていますが、この場合はMMSE※またはHDS-R※で概ね5〜25点に相当するものということですから、軽度の認知症にも適応されています。

医療と介護で報酬として評価されている認知症リハビリはこれだけで

第5章　新しいリハビリテーションが始まる

は、とても今後増え続ける認知症を「何とか退治しよう、治してやろう」どころではありません。進行を止めたり、遅くしたりする効果も不十分だとしか言えません。しかしここで大々的に報酬を約束すると、一体いくらかかるのかわからないくらい膨れ上がる可能性があり、厚労省としても、その必要性は認めつつも、怖くて一歩踏み出せないのだと思います。

　そのため外堀を埋めるために、認知症サポーター※を2017年（平成29年）度末で800万人養成したり、かかりつけ医の認知症対応力向上、認知症サポート医※の養成に係る研修の実施、認知症カフェの設置などの計画を盛り込んだ新たな認知症施策推進総合戦略（新オレンジプラン）※が動き出しています。（図39～42）

認知症施策推進総合戦略(新オレンジプラン) 〜認知症高齢者等にやさしい地域づくりに向けて〜の概要 【資料1】

- 高齢者の約4人に1人が認知症の人又はその予備群。高齢化の進展に伴い、認知症の人はさらに増加 2012(平成24)年 462万人(約7人に1人) ⇒ (新) 2025(平成37)年 約700万人(約5人に1人)
- 認知症の人を単に支えられる側と考えるのではなく、認知症の人が認知症とともによりよく生きていくことができるような環境整備が必要。

新オレンジプランの基本的考え方

認知症の人の意思が尊重され、できる限り住み慣れた地域のよい環境で自分らしく暮らし続けることができる社会の実現を目指す。

- 厚生労働省が関係府省庁(内閣官房、内閣府、警察庁、金融庁、消費者庁、総務省、法務省、文部科学省、農林水産省、経済産業省、国土交通省)と共同して策定
- 新プランの対象期間は団塊の世代が75歳以上となる2025(平成37)年だが、数値目標は介護保険に合わせて2017(平成29)年度末等
- 策定に当たり認知症の人やその家族など様々な関係者から幅広く意見を聴取

七つの柱
① 認知症への理解を深めるための普及・啓発の推進
② 認知症の容態に応じた適時・適切な医療・介護等の提供
③ 若年性認知症施策の強化
④ 認知症の人の介護者への支援
⑤ 認知症の人を含む高齢者にやさしい地域づくりの推進
⑥ 認知症の予防法、診断法、治療法、リハビリテーションモデル、介護モデル等の研究開発及びその成果の普及の推進
⑦ 認知症の人やその家族の視点の重視

厚生労働省 資料より

図39:新たな認知症施策推進総合戦略(新オレンジプラン)①

Ⅰ 認知症への理解を深めるための普及・啓発の推進

① 認知症の人の視点に立って認知症への社会の理解を深めるキャンペーンの実施

(新)・認知症への社会の理解を深めるための全国的なキャンペーンを展開
 ⇒ 認知症の人が自らの言葉で語る姿等を積極的に発信

② 認知症サポーターの養成と活動の支援

- 認知症サポーターを量的に養成するだけでなく、活動の任意性を維持しながら、認知症サポーターが様々な場面で活躍してもらうことに重点を置く
- (新)認知症サポーター養成講座を修了した者が復習も兼ねて学習する機会を設け、より上級な講座など、地域や職域の実情に応じた取組を推進

【認知症サポーターの人数】(目標引上げ)
現行プラン:2017(平成29)年度末 600万人 ⇒ 新プラン:800万人

③ 学校教育等における認知症の人を含む高齢者への理解の推進

- 学校で認知症の人を含む高齢者への理解を深めるような教育を推進
- 小・中学校で認知症サポーター養成講座を開催
- 大学等で学生がボランティアとして認知症高齢者等と関わる取組を推進

厚生労働省 資料より

図40:新たな認知症施策推進総合戦略(新オレンジプラン)②

Ⅱ 認知症の容態に応じた適時・適切な医療・介護等の提供

【基本的考え方】
- 容態の変化に応じて医療・介護等が有機的に連携し、適時・適切に切れ目なく提供

　発症予防 ▶ 発症初期 ▶ 急性増悪時 ▶ 中期 ▶ 人生の最終段階

- 早期診断・早期対応を軸とし、妄想・うつ・徘徊等の行動・心理症状（BPSD）や身体合併症等が見られても、医療機関・介護施設等での対応が固定化されないように、最もふさわしい場所で適切なサービスが提供される循環型の仕組み

① 本人主体の医療・介護等の徹底　　② 発症予防の推進
③ 早期診断・早期対応のための体制整備
- かかりつけ医の認知症対応力向上、認知症サポート医の養成等
- （新）歯科医師・薬剤師の認知症対応力向上
- 認知症疾患医療センター等の整備
- 認知症初期集中支援チームの設置

【かかりつけ医認知症対応力向上研修の受講者数（累計）】（目標引上げ）
　現行プラン：2017（平成29）年度末 50,000人 ⇒ 新プラン：60,000人
【認知症サポート医養成研修の受講者数（累計）】（目標引上げ）
　現行プラン：2017（平成29）年度末 4,000人 ⇒ 新プラン：5,000人
【認知症初期集中支援チームの設置市町村数】（目標引上げ）
　新プラン：2018（平成30）年度からすべての市町村で実施

厚生労働省 資料より

図41：新たな認知症施策推進総合戦略（新オレンジプラン）③

④ 行動・心理症状（BPSD）や身体合併症等への適切な対応
- 医療機関・介護施設等での対応が固定化されないように、最もふさわしい場所で適切なサービスが提供される循環型の仕組みを構築
- 行動・心理症状（BPSD）への適切な対応
- 身体合併症等に対応する一般病院の医療従事者の認知症対応力向上
- （新）看護職員の認知症対応力向上　・認知症リハビリテーションの推進

⑤ 認知症の人の生活を支える介護の提供
- 介護サービス基盤の整備
- 認知症介護の実践者⇒実践リーダー⇒指導者の研修の充実
- （新）新任の介護職員等向けの認知症介護基礎研修（仮称）の実施

⑥ 人生の最終段階を支える医療・介護等の連携
⑦ 医療・介護等の有機的な連携の推進
- 認知症ケアパス（認知症の容態に応じた適切なサービス提供の流れ）の積極的活用
- 医療・介護関係者等の間の情報共有の推進
- （新）⇒ 医療・介護連携のマネジメントのための情報連携ツールの例を提示　地域ケア会議で認知症に関わる地域資源の共有・発掘や連携を推進
- 認知症地域支援推進員の配置、認知症ライフサポート研修の積極的活用
- 地域包括支援センターと認知症疾患医療センターとの連携の推進

【認知症地域支援推進員の人数】（目標引上げ）
　新プラン：2018（平成30）年度からすべての市町村で実施

厚生労働省 資料より

図42：新たな認知症施策推進総合戦略（新オレンジプラン）④

あなたのリハビリは間違っていませんか

　そして地域の中で認知症に対する意識を高めて「認知症患者さんを施設より地域の中で見守っていってくれないか」という間接的な手法を用いながら機が熟すのを、様子を見て待っているとしか見えません。

　認知症リハビリは「頭の中のことだから」と言って、頭の中味のリハビリだけをすればよいというものではありません。頭と身体のバランスが何よりも大事なことは誰でもわかっていることです。身体を動かすことが億劫になり、ものぐさとなってしまうと、だんだん頭で考える脳の働きが低下してくることは、もはや通説となっています。

　高齢になっても自分で仕事を持って働いている人や、仕事はしていなくとも、何かと身体をよく動かしている人は、心身共に健康な人が多いのです。しかし人間には、それぞれの個人が持っているといわれる寿命があります。生活習慣が悪くて、高齢になる前に早々に身体中に異常をきたして早逝する人もいますが、現在の後期高齢者は、成長期にほとんど自然食品のみで育っている環境にあったのです。

　戦後、1955年（昭和30年）前後位から即席ラーメンなどの食品添加物が多く使われた食物や防腐剤など化学製品を混入した食材で育ったり、四日市ぜんそくなどに代表されるような公害の影響を受けた時代のいわゆる団塊の世代以降の人達は、その一昔前の時代のように長生き出来るかは、私は疑問視しています。その後食品や公害に対する規制が強くなったので、1950年（昭和25年）から1970年（昭和45年）位までの約20年間の人達の後の

第5章　新しいリハビリテーションが始まる

世代は、少し長生きできるかも知れません。

しかしとても気になることは、有名人の中で非常に若くして癌などに冒される例が多いように感じるのは私だけでしょうか。有名人に多いということはそれと同じ割合で私達周辺の若い人達も、予期せぬ悪性疾患に罹患してしまう人達も多く、昔は結核でしたが、今や何の防ぎようもなく突然に生命を絶たれるような一大事が生じる割合は、確実に増えています。

ある意味、高齢化が進めば、ある程度の認知症状は必発とも言われており、程度の差はあれ、身体も脳も老化してゆけば機能は落ちます。明治、大正、昭和と感染症や戦争という大きな障害を乗り越えて来た、現在75歳以上の人達は、80歳までに半分も死んでいません。高齢になってもQOL※をもって人生を楽しみながら生きてゆけることは幸せです。

身体は動くけれども脳の機能が障害されると、やっかいなこととなります。いわゆる徘徊老人はいたる所で、踏切で電車を止めたり、高速道路を逆走する元気老人もいます。

なかなか健康で長生きするということは難しいことです。麻生大臣は「90歳まで生きて、まだ生きたいのか」と疑問を呈しておられるようですが、「そりゃ、人間は元気なうちは出来るだけ長生きしたいもの」であり、誰も麻生大臣も自分の寿命は知らされていません。癌のように生命の期限を切られてしまう病気以外は、「90歳になっても自分の元気はずっと続く」と思って楽天的に生きることによって「100歳以上の人がめちゃくちゃ増えた」と

あなたのリハビリは間違っていませんか

いう事実からも、90歳でもまだ長生きしたい人はいるのですよ。

　しかし、人間誰しも物忘れが酷くなったりするし、見当識※や判断力も衰えてくることは生理的老化です。これらは、「足腰が弱くなった人」に適当な運動療法をして、筋力の低下を防ぎ、関節の可動域を良くすることで、元気を回復すると同様に、脳の機能の低下も身体と同じように脳の体操をすることによって、その衰えてゆく神経細胞を改善したり、衰えの速度を遅くしたりすることは可能であると考えます。

　そうすると、頭と身体を同時に使うようなリハビリをすれば良いことになります。例えば、約10ｍ離れた机の所まで歩ける人は歩いて、車椅子の人は車椅子で移動してもらいます。その机の上に品物を置いておくのです。出発する前にメモ用紙を渡すのですが、そこには例えば「ニワトリが産むもの」とか「髪を整えるもの」とか「寝るときに頭に敷くもの」とか命題を出して、机の上には「卵」や「ブラシ」や「枕」などを無造作に置いておいて、正しい物を持ってきた人にご褒美をあげるとか、各色の鉢巻きを頭に巻いた同じ色の人の所にボールを投げるとか、間違った色の鉢巻きに投げたら何かちょっとしたペナルティーを課してもらって、何か動物の物まねなんかをしてもらうとか、脳の働きと身体の動きを同時に行うゲームは、例えばデイサービス※やデイケアの現場のスタッフなら無数に考えつくと思われます。

　スタッフの思いつきでゲームを作って、どんどんやって実施してゆくと、

第5章　新しいリハビリテーションが始まる

　認知症の人とスタッフが解け合って楽しい時間を過ごしながら、心身を鍛えてゆくことと、ゲーム性を持つことにより、射幸心を育てて、うまく出来た時はご褒美をあげるなどすると、認知症の人も張り切ってやる気を出すかも知れません。このような各サービス事業所毎の独自の工夫で、次々と事業所全体の能力が高まってゆくでしょう。

　そのほかにも「音楽療法*」「美術療法*」「学習療法*」「回想法*」「現実見当識訓練*」などは、主に室内で行えるもので、あまり動けない人に有効ですが「料理」「手工芸」「動物療法*」「園芸療法*」「ダンス」や「スポーツ」などは身体を動かしながら、食品や材料、動物や植物を介在させることにより、脳の別の部分を刺激することが出来ると思われます。

　また施設や病院から遠足のように外に出て、人によっては、昔よく来ていたことを思い出したり、眼で新しいものを見たり、音で聞いたりすることにより前頭葉*を刺激したりすることも有効でしょう。要するに今現在の単調な生活の中で、脳や身体の刺激の少ない環境を動かせてみるのも有効でしょう。

　いずれにしても教科書に書いてある通りにしなくても、スタッフの創意工夫で独自の認知症リハビリは可能です。これらのリハビリは作業療法士が中心となってくる場合が多いですが、ここは理学療法士、作業療法士、言語聴覚士がチームを組んで、それぞれの特徴を生かしたチームリハビリをすることが、1対1の個別リハビリよりは有効です。

あなたのリハビリは間違っていませんか

　必ず１対１の個別リハビリでないと評価してこなかったのは、過去にチームリハビリでお茶を濁して来た一部の病院があったからでしょう。もはや不当に診療報酬や介護報酬を得ることに汲々としている病院や事業所は置いてきぼりになるだけで、本人や家族は賢くなっていますから、本心から誠実にリハビリをしているかどうかは丸わかりになってしまうのです。そしてその評価はその地区の同様の機能を持つ事業所の中において、自然に地域でのランク付けが完成することとなります。その時点で「半分以下の評価になれば将来はない」という様に、選ばれるか選ばれないかという大きなターニングポイントとなることを重々理解しなければいけません。だから医療に於いても介護に於いても、リハビリは包括性とし「アウトカムによって評価し加算を与える」とか、何らかのモチベーションを刺激する方法を厚労省の方で考えてもらいたいものです。

7　癌リハビリ

　では、まだこれからという「癌のリハビリ」について少し話をしましょう。手術によって癌に罹患している臓器を切除すると、本来あるべき臓器がなくなることへの、患者さんの対応を援助するリハビリはどうしても必要です。また手術だけでなく、放射線療法や化学療法による治療の経過や結果によって失われたり、低下してくる「機能」を補完したり、別の方法で別の機能を向上させることによって、低下してくる機能の代替をすることなど、今は「癌のリハビリ」は理学療法士、作業療法士、言語聴覚士が全面的に関わっているという状態からは程遠い現状があります。この分野はこれから医師、看護師、リハビリ療法士が集まって、役割分担を話し合って癌の10年生存率の段階的上昇につれて、癌治療による後遺症を克服し、日常生活が支障なく、楽しみながら生活できるようにすることは、重要かつ喫緊の問題です。

　大きく分けると癌の治療中の「急性期癌リハビリ」と、治療が終了してからの後遺症を克服する「慢性期癌リハビリ」の2つの経時的分類があります。特に周術期※の問題は主に病棟で医師や看護師によって対応されており、リハビリ療法士が関わっている病院はまだまだ少ないです。しかし、この時期にすでにリハビリ療法士は主役として活躍するべきです。

　例えば胃がんで胃を全摘したり、大部分切除すると、その失われた臓器の喪失感と共にその臓器が担っていた機能、すなわち、「食物を一時的に保

持し、初期消化をする機能の喪失と低下」があります。ペプシン※などの胃から分泌される酵素などもなくなるし、腹腔内に胃があるべき位置からなくなってしまうことによる腹腔内の秩序の変化、消化管を新たに連結することによる食物移動や消化の変化による自律神経※、とくに副交感神経※である迷走神経※の機能変化など、数多くの克服しなければならない問題があります。

これらの諸問題に急性期の外科医が時間をとられれば、新たな患者さんの手術に遅れが出ることとなり、全国では早期手術を待っている患者さんへの影響もあります。やはりこの領域はリハビリ療法士に新たに勉強してもらって「それらは私達の仕事です」と認識してもらわないといけません。

大腸癌の手術による人工肛門の取り扱いやその維持機能も、やがては看護師からリハビリ療法士の仕事へとシフトしてゆかねばなりません。全身のあらゆる臓器の癌やリンパや血液、ホルモン分泌器官などの癌まで入れると、この分野、すなわち「癌のリハビリ」だけで、10～15冊の専門のシリーズ蔵書群が必要となるでしょう。それらの出現もこれから大いに待たれるところですね。

第5章　新しいリハビリテーションが始まる

8　介護保険をどう改革するか

　介護保険制度は2000年(平成12年)4月から始まりました。まだ16年しかたっていないのに、当初の予想とは違ってものすごい勢いで要支援者※・要介護者は急増し、介護報酬も総額はうなぎ上りです。(図43,44)

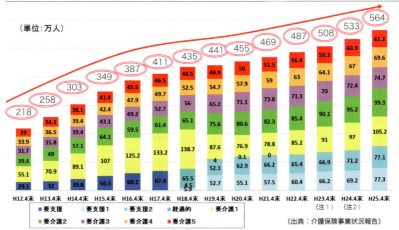

図43：要介護度認定者数の推移

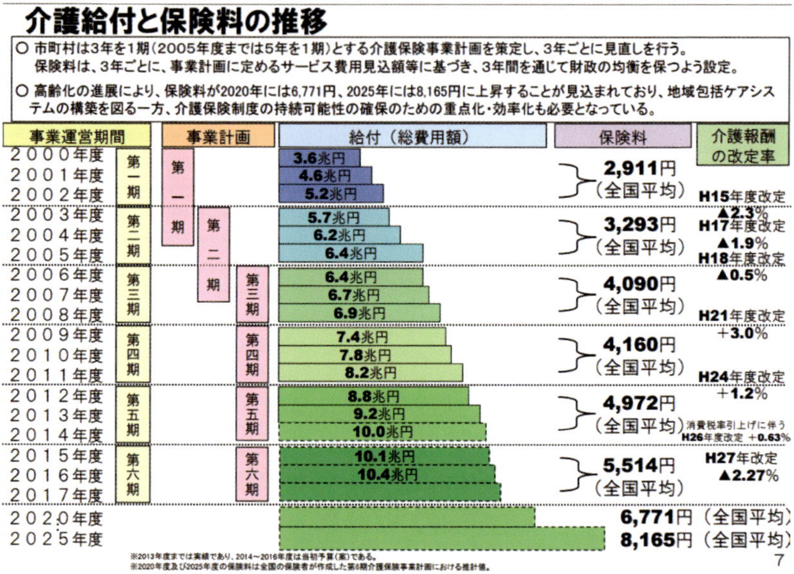

あなたのリハビリは間違っていませんか

介護給付と保険料の推移

○ 市町村は3年を1期(2005年度までは5年を1期)とする介護保険事業計画を策定し、3年ごとに見直しを行う。
  保険料は、3年ごとに、事業計画に定めるサービス費用見込額等に基づき、3年間を通じて財政の均衡を保つよう設定。
○ 高齢化の進展により、保険料が2020年には6,771円、2025年には8,165円に上昇することが見込まれており、地域包括ケアシステムの構築を図る一方、介護保険制度の持続可能性の確保のための重点化・効率化も必要となっている。

事業運営期間	事業計画		給付(総費用額)	保険料	介護報酬の改定率
2000年度	第一期		3.6兆円		
2001年度			4.6兆円	2,911円(全国平均)	
2002年度			5.2兆円		H15年度改定
2003年度	第二期	第一期	5.7兆円		▲2.3% H17年度改定
2004年度			6.2兆円	3,293円(全国平均)	▲1.9%
2005年度			6.4兆円		H18年度改定
2006年度	第三期	第三期	6.4兆円		▲0.5%
2007年度			6.7兆円	4,090円(全国平均)	
2008年度			6.9兆円		H21年度改定
2009年度	第四期	第四期	7.4兆円		+3.0%
2010年度			7.8兆円	4,160円(全国平均)	
2011年度			8.2兆円		H24年度改定 +1.2%
2012年度	第五期	第五期	8.8兆円		
2013年度			9.2兆円	4,972円(全国平均)	消費税率引上げに伴う
2014年度			10.0兆円		H26年改定 +0.63%
2015年度	第六期	第六期	10.1兆円		H27年改定
2016年度			10.4兆円	5,514円(全国平均)	▲2.27%
2017年度					
2020年度				6,771円(全国平均)	
2025年度				8,165円(全国平均)	

※2013年度までは実績額であり、2014~2016年度は当初予算(案)である。
※2020年度及び2025年度の保険料は全国の保険者が作成した第6期介護保険事業計画における推計値。

2016年(平成28年)2月17日 厚生労働省 第55回社会保障審議会介護保険部会資料 より

図44:介護給付と保険料の推移

　現在の医療・介護制度では、主に医療の必要な人には診療報酬で、主に介護が必要な人に介護報酬で、対応することになっています。しかし医療の後には介護があり、介護の後には医療が必要なんです。

　1人の患者さんが急病になってから後遺症を発症し、継続的なサービスが必要になっても、国が支援できるように、医療全体からどちらかというと介護の部分を切り取って出来たのが介護保険でしたが、やはり明確に分けることの不合理さに気付いたのか、2014年(平成26年)には厚労省は保険局内に医療介護連携推進課を新たに設けて、重要官僚を配属しました。患

第5章　新しいリハビリテーションが始まる

　者さんにとっては急性期から回復期、そして慢性期と治療を続けて、病院を退院してからは介護保険施設や、在宅での介護保険サービスを受けながら、元の日常生活へ戻るという過程を通ってゆくわけですから、その連携がスムーズにゆくことが大切ですし、長い間の負担金が生活を圧迫しないように考えてあげなければなりません。

　P123 第4章 8 介護療養病床の廃止 で述べたように、2018年(平成30年)4月から、病院の中の病床のうち「どちらかというと社会的入院の患者さんが多く入院していた病床は、病院内の施設や住居に転換してもらう」という政策が進んでいます。もしこのような地域の中にある多機能な病院の病床の一部が施設に転換されたら、その病院に入院していた患者さんは、その「転換された院内施設に階を移る」か「外部の老健などに入所する」かどちらを選ぶかを考えた場合、あなたならどうするでしょうか。

　1床当たりの面積は6.4㎡で、老健の8㎡、特養の10.65㎡よりは狭いですが、病院内には外来や他病棟に医師や看護師がいつもいてくれるのですから、土日祝日も夜間も、いざと言う時も安心ですよね。それにやや面積が少ない分だけ自己負担金も安いでしょうし、特養もユニット型が主となっている今は、むしろ負担金が一番高くなってしまっていますから、この2018年(平成30年)にも転換されると病院内施設の方が安くなるでしょう。

　医師や看護師、そしてリハビリ療法士などスタッフがすぐそこに居るし、あらゆる診断機器、診療体制が完備されている上に、自己負担が一番安い

あなたのリハビリは間違っていませんか

となったら、病院内施設や病院院内住居が第一選択肢となる可能性があります。

　安倍首相の言う介護離職をストップするために、早急に介護施設を10万人分増やすという政策は、新しいユニット型特養を作るとなると100床当たり約15億円前後はかかるでしょう。そうすると10万床÷100床（1施設当たり）＝1000施設、1000施設×15億円＝1兆5,000億円もの新しいお金が必要です。今ある精神病床を除く120万床の入院病床のうち、10万床分を院内施設などに転換できれば、1円も必要ないことになります。

　2018年（平成30年）4月から、病床をそのままに転換出来れば、時間もかからず、お金もかからず、10万人の医療や介護の必要な人達が病床を転換した病院内施設にスポッと入ったとすると、今まで病院から紹介を受けて入所者を受け入れていた老健や特養は、新規の入所者が一時的に激減するようなことにはならないのでしょうか！

　これって、老健、特養、ケアハウス※、グループホーム等々の介護保険施設にとって、ものすごい経営リスクになる可能性を秘めていることに当事者は気付いているのでしょうか。

　このように、日本の医療・介護はどんどんとその形を変えていくのです。その日本の中で私達国民は、いずれは病気になり、医療や介護のお世話になるのです。我が事として考えて頂きたいものです。

　何がどう変わろうと正しいリハビリがこれからの日本にとってどんなに

第5章　新しいリハビリテーションが始まる

大切かをわかって頂いて、間違っている今のリハビリを良くするために皆で頑張ろうではありませんか‼

あなたのリハビリは間違っていませんか

終わりに

　長々とした駄文にお付き合い下さいまして、誠にありがとうございます。私としては私心はなく、「人口がどんどん減少して来ている日本の将来」を心から心配しています。いろいろな産業で効率化が行われ、合併し、強くなった企業がグローバルに世界に出ていっている現在、医療産業の改革は遅々として進んでいないと感じています。日本の医療費の単価は先進国の中で決して高くありません。しかし、医療提供体制の中にあまりにも不効率で不必要な部分が多いために、その部分にも多くの医療費が費やされているのです。その部分を効率化して本当に必要な医療を評価することによってむしろ医療費の単価は上がっていくのではないでしょうか。病院病床が福祉施設の代わりとなっていた時代は終わりました。本当に必要な医療、「人間が天寿を全うできる」医療が急性期から慢性期まで適切に提供できればまだまだ日本の医療は進歩します。例え高齢者といえども人によって寿命は違うものですから、良くなる可能性があれば良くしてあげるのが医療です。「年寄りだから」「認知症だから」「寝たきりだから」「癌だから」「金がかかるから」等々の事由で余命を奪う権利は誰にもありません。癌も不治の病から、余命の可能性のある病気になりました。私達は地域の現場でリハビリを誠実に提供していくことによって、人それぞれの残された歳月を、本人にとって有意義なものにしてゆくために、努力を続けようではありませんか。

終わりに

　「ターミナル」の美名のもとに多くの合併症が複雑に絡み合った患者さんをきちんと治す自信がない医師が、「ターミナル」や「看取り」という安易な選択をしようとするならば、日本慢性期医療協会の会員の慢性期治療病棟をもつ病院へ紹介して頂ければと思います。余命があるなら天寿を全うさせてあげるのが医師の務めです。しかし間違わないでください。今正に息絶えようとしている人達に心肺蘇生をしようとする必要はないでしょう。患者さんをさらに苦しめるだけでしょう。急性期の病院でもいまだに行われているようですが、ある程度儀式のように行う必要は全くありません。そのことより、余命の可能性のある人達を回復させるには、リハビリが必須だということをもう一度噛みしめて下さい。

　リハビリは学問です。だからこれからも日本リハビリテーション医学会の先生達には学問的リハビリを現場に指導して頂き、さらに効率的で、効果の出るリハビリ現場になるようにお願いしたいと思います。

　私が会長を務めさせていただいている日本慢性期医療協会のこれからの目標は、「日本の寝たきりを半分にしよう」というものです。壮大な計画であるかもしれませんが、高齢者の多い日本の医療費を効率化するためには、最も有効な方法ではないかと思います。寝たきりが半分になれば、病院だけでなく、介護保険施設等も半分ですむことになります。私達はその目的のために、色々な手段を使って、目標達成すべく努力してまいりますので、読者の皆さんもご協力をよろしくお願いしたいと思います。

あなたのリハビリは間違っていませんか

用 語 解 説

用語	説明
アイスマッサージ	嚥下反射が起こりやすいようにマッサージをすること。あらかじめ水に漬けて凍らせておいた綿棒などを口の中に入れ、嚥下反射部位を軽くこすり「ごくん」を促します。
アウトカム評価	ケガや疾病による機能障害において改善度や回復率など、リハビリテーションを実施することにより臨床上の成果がどれだけ得られたか評価すること。
医原性身体環境破壊	主病名（脳梗塞、心筋梗塞、癌、骨折など）の治療により、既に抱えている主病名以外の身体環境を悪化させること。
維持期リハビリ	回復期リハビリが終了した後に、それまでに可能となった家庭生活や社会生活を維持し、継続していくためのもの。生活リハビリ。算定上限日数を超えた要介護被保険者等に対する維持期の脳血管疾患等リハビリ、運動器リハビリのことを示す場合もある。
一般病床	精神病床、感染症病床、結核病床及び療養病床以外の病床。
医療需要	１日当たりの入院患者数。
医療内包型施設	医療機能を内包した施設。
胃瘻	消化管から栄養を摂取する「経腸栄養法」の１つ。腹壁を切開して胃内に直接管を通して、食事、水分、薬などを投与する。
運動器リハビリ	５つの疾患別リハビリテーションの１つ。運動器疾患（骨折、変形性関節症、腰痛や頚部痛、肩痛、スポーツ障害など）を持つ人々に対して運動療法（ストレッチや筋力強化など）や物理療法、装具療法などを用いて身体機能を可能な限り改善していくこと。
園芸療法	園芸植物や、身の回りにある自然とのかかわりを通して心の健康、体の健康、社会生活における健康の回復を図る療法。
嚥下開始食	嚥下機能が低下した患者さんに対し、嚥下訓練を開始するためのもの。訓練前の嚥下機能の評価や訓練開始時に用いる。ゼリー状やトロミ状がある。
嚥下訓練食	嚥下機能が低下した患者さんに対し、嚥下開始食から始め、飲み込みの難易度の高い食べ物へ移行するために作られたもの。
嚥下障害	疾病や老化などより、飲食物の咀嚼（そしゃく：かむこと）や飲み込みが困難になる障害。

用語解説

用語	説明
音楽療法	BGMや音楽鑑賞を通して心身のリラクゼーションや機能回復・維持を目的とした治療法。
介護食	摂食・嚥下訓練を行い、嚥下開始食、嚥下訓練食と飲み込みの難易度が上がると提供できる食事形態で、形はあるがパサつき、むせにくさ、なめらかさを工夫している。
介護保険施設	介護保険施設とは、介護保険サービスで利用できる公的な施設。「介護老人福祉施設(特別養護老人ホーム；特養)」「介護老人保健施設（老健）」、「介護療養型医療施設（介護療養病床）」の3種類がある。いずれも、要介護の認定を受けた人が対象となる。
介護保険制度	加齢によって介護を必要とする状態になっても尊厳を守り、できる限り自立して安心して生活が送れるよう、介護を社会全体で支えることを目的として平成12年4月から始まった制度。
咳嗽（がいそう）訓練	貯留した痰や誤嚥しかけた食物などをしっかり排出できるようにする訓練。吸気の後に息を止め、軽い咳払いから始める。
介護老人福祉施設（特別養護老人ホーム）（特養）	老人福祉法に基づき設置される特別養護老人ホームであって、入所している要介護者に対して、施設サービス計画に基づいて入浴・排泄・食事等の介護その他の日常生活の世話、機能訓練等の必要な医療を行うことを目的とする施設。
介護老人保健施設（老健）	介護を必要とする高齢者の自立を支援し、在宅復帰を目指し、医師による医学的管理の下、看護・介護ケア、リハビリテーション、栄養管理・食事・入浴など日常生活上の世話を行うことを目的とする施設。
回想法	過去の懐かしい思い出を語り合ったり、誰かに話したりすることで脳が刺激され、精神状態を安定させる効果が期待できる心理療法。
回復期病院（病床）	急性期を経過した患者への在宅復帰に向けた医療やリハビリテーションを提供する機能を有する病床。特に、急性期を経過した脳血管疾患や大腿骨頸部骨折等の患者に対し、ADLの向上や在宅復帰を目的としたリハビリテーションを集中的に提供する機能（回復期リハビリテーション機能）を有する病床。
回復期リハビリテーション病棟	脳血管疾患又は大腿骨頸部骨折などの患者さんに対して、ADL能力の向上による寝たきりの防止と家庭復帰を目的としたリハビリテーションを集中的に行い、在宅復帰を目的とする病棟。

あなたのリハビリは間違っていませんか

用語	説明
学習療法	計算問題や文章の音読などの教材プリントを使い、コミュニケーションを取りながら学習することで脳を活性化させ、記憶障害や見当識障害といった認知症を予防・改善させる療法。
カテーテル	ここでは尿道カテーテルのこと。尿道と言われる膀胱からの管に挿入して、膀胱にたまった尿を排出させるためのチューブのこと。
下部尿路機能障害	正常な排尿機能（少量の尿意では尿意を感じない、尿意をしばらく我慢できる、随意的に尿を出せたり、途中で止めたりできる、一回で尿を出し切れるなど）が維持できていない状態。昼間・夜間頻尿、尿勢減弱（勢いよく尿がでない）、残尿感、尿失禁などの症状がみられる。
関節可動域訓練	関節可動域（関節の動く範囲）の拘縮（体が固まったように動かなくなる症状）を改善する訓練のこと。自分で動かす自動運動とリハビリスタッフや介助者等に動かしてもらう他動運動がある。
関節包	関節を囲んでいる袋状の被膜で、外側は線維性膜で、内側は滑膜でできている。
急性期病院（病床）	急性期の患者に対し、状態の早期安定化に向けて、医療を提供する機能を有する病院（病床）。
筋力トレーニング	身体を強くし、筋力低下を予防するための運動。
ケアハウス	老人福祉法にもとづく老人福祉施設（軽費老人ホーム）の1つ。自宅での生活が困難な60歳以上の人（夫婦の場合、どちらかが60歳以上であればよい）が対象で、多くの場合、入居時に自立した生活ができていることが条件となっている。車椅子での生活も可能。
ケアミックス病院	一般病床、療養病床を併せ持つ病院。
痙性麻痺	筋肉の硬直および腱反射の亢進を伴う麻痺で、手足の運動ができない状態。脳卒中のあとなどに現れる。
経鼻栄養	消化管から栄養を摂取する「経腸栄養法」の1つ。細いチューブを鼻腔から胃または十二指腸まで挿入する。挿入したチューブから、食事、水分、薬などを投与する。
血管内脱水	安易に利尿剤を投与することにより、浮腫が改善されずに血管内から水分が優先的に利尿された状態。
腱	筋肉を骨につなぐ丈夫な線維組織の束。腱のなかには周囲を腱鞘で覆われているものもある。

用語解説

用語	説明
健康寿命	日常的に介護を必要としないで、自立した生活ができる生存期間のこと。
言語聴覚士（ST）	言語や聴覚に支障のある人に対し、コミュニケーション機能の向上を図り、自立と社会復帰できるように相談・訓練・指導などを行う国家資格者。
現実見当識訓練	認知障害や見当識障害を有する高齢者を対象に、さまざまな場面で日時や場所、人物などの情報を繰り返し教示する方法。
見当識（障害）	人（誰）・場所（どこ）・時間（いつ）を認識する能力。見当識障害は時間・場所・人の順に障害が起こり、現在おかれている状況が正しく把握できなくなること。原因には「意識障害」「脳器質障害」「コルサコフ症候群」「痴呆妄想的歪曲」「感情鈍麻」などがある。
構音障害	言葉を理解し、伝えたい言葉ははっきりしているが、音を作る器官やその動きに問題があって発音がうまくできない状態。
高血糖	絶対的または相対的インスリン不足から血糖が上昇した状態。糖尿病と同義に用いることが多い。
高次脳機能障害	病気や交通事故など、様々な原因によって脳に損傷をきたしたために生じる言語・記憶・思考・空間認知能力などの認知機能や精神機能の障害のこと。今朝の朝食の内容が思い出せなくなった（記憶障害）、仕事に集中できなくなった（注意障害）、計画が立てられなくなった（遂行機能障害）、言葉が上手に話せなくなった（失語症）、人の話が理解できなくなった（失認症）、お茶の入れ方が分からなくなった（失行症）、道に迷うようになった（地誌的障害）、左側にあるおかずが目にとまらず残してしまうようになった（左半側空間無視）など、様々な症状がみられる。
拘縮	関節が一定方向に運動を制限された状態。
口腔ケア	歯口（口腔）清掃のこと。さまざまな方法により、口の中を清潔に保つための手入れ。
高度急性期病院（病床）	急性期の患者に対し、状態の早期安定化に向けて、診療密度が特に高い医療を提供する機能を有する病床。救命救急病棟、集中治療室、ハイケアユニット、新生児集中治療室、新生児治療回復室、小児集中治療室、総合周産期集中治療室であって、急性期の患者に対して診療密度が特に高い医療を提供する病院（病床（病棟））。

あなたのリハビリは間違っていませんか

用語	説明
呼吸器リハビリ	5つの疾患別リハビリテーションの一つ。病気や外傷によって呼吸に障害が生じた患者さんに対して、可能な限り機能を回復し、あるいは維持することによって、症状を改善し、患者さん自身が自立した日常や社会生活を送れるように継続的に支援すること。
骨盤底筋訓練	仰向けの状態で、肛門や膣を縮めたり緩めたりして、尿道の開閉に関わる骨盤底筋を鍛える訓練。
個別リハビリ	医療保険では、1単位＝20分間でリハビリ療法士が患者さんと1対1でリハビリテーションをすること。
混合診療	保険診療（保険で認められている治療法）と保険外診療（保険で認められていない治療法）の併用。
サービス付き高齢者住宅（サ高住）	状況把握サービス、生活相談サービス等の福祉サービスを提供する住居。
在宅強化型老健	在宅強化型老健とは、在宅復帰・在宅支援機能の高い老健施設のこと。
作業療法士（OT）	身体や精神に障害のある人に対して、食事や衣服の着脱、トイレ動作など自分でできるように日常生活動作訓練を行い、手先を使ったリハビリ（手芸、工作など）を行う国家資格者。
3次救急（病院）	2次救急では対応できない、一刻を争う重篤な救急患者に対応する救急医療機関。「救命救急センター」や「高度救命救急センター」が対応する。
残尿測定	排尿直後に膀胱内に残っている尿を調べること。超音波画像診断装置などを用いて測定する方法等がある。
弛緩性麻痺	筋肉の緊張が低下し緩んだ状態になること。筋肉に動きの指令を伝える神経の障害などで起こり、筋肉の活動量が極端に少なくなるため筋の萎縮を招く。
疾患別リハビリ	5つの領域からなり、それぞれに施設基準が設けられ、リハビリ療法士数、施設の広さ、設備等が定められている。発症・受傷・手術日（一部リハビリ開始日）を起算日として、それぞれの領域ごとに算定上限日数が定められている。
社会的入院	入院の必要性がなくなったにもかかわらず、長期にわたって入院を続けていること。高齢者の社会問題の1つ。
周術期	患者の手術が決定した時から術前の準備、術中、術後早期から回復期を経て退院指導まで続く全期間を指して用いる（周手術期）。

用語解説

用語	説明
集団リハビリ	個別リハビリとは別に、人とのふれあいや楽しみの要素を取り入れた集団でのリハビリテーション。生活に必要な動作を集団で行うことで互いに協力し、会話を楽しみながらリハビリを行うことができる。また、日中ベッドで寝ている時間を減らすことは、運動や認知機能の低下を予防し、回復への近道となる。
障害高齢者の日常生活自立度（寝たきり度）	なんらかの障害を有する高齢者の日常生活自立度を客観的かつ短時間で判定できることを目的として作成。「能力」ではなく「状態」、特に「移動」かかわる状態像に着目して日常生活の自立の程度を4段階にランク分ける。
褥瘡	床ずれのこと。
自律神経	交感神経系と副交感神経系に分けられる。常にどちらも働いているが、どちらかが少し優位になっている。交感神経系が最も優位な場合とは日中に活動している時の状態で、瞳孔は開き、血圧が上がり、消化管は動きを抑える。逆に、副交感神経系が最も優位な場合とは夜寝ている時やリラックスした状態で、瞳孔は収縮し、血圧は下がり、心拍数は減り、気管は収縮し、膀胱は収縮し、消化管運動は亢進する。
神経障害	身体機能に起こる障害のこと。脳卒中をはじめとする脳血管障害で見られる神経障害は、「言語障害」、「運動障害」、「感覚障害」、「視野障害」、「排泄障害」、「嚥下障害」などがある。
神経損傷	神経の損傷。脳卒中などによる中枢神経損傷と、骨折などに合併する末梢神経損傷がある。
神経麻痺	運動神経の刺激が末梢へ伝わらなくなり、その支配部位の運動が起こらなくなること。また、感覚神経が障害されたために、その分布部位の感覚がなくなること。
心大血管疾患リハビリ	5つの疾患別リハビリの1つ。急性心筋梗塞や大血管疾患、慢性心不全など、心臓や血管に病気を持つ患者さんに対して行われる、あるいは患者さん自身が実施するリハビリ。
清潔間欠導尿	膀胱に溜まった尿を一定の時間ごとに尿道口からカテーテル（管）を挿入して体の外に排出する方法。
精神病床	精神疾患を有する患者を入院させるための病床。
セカンドオピニオン	主治医によって示された診断や治療方針について、主治医以外の医師（専門医等）に意見を聞くこと。

あなたのリハビリは間違っていませんか

用語	説明
前頭葉	大脳の前部分に位置し、人間の運動、言語、感情をつかさどる器官のこと。
ターミナル（ケア）	癌末期や重症感染症などにより多臓器不全状態であり、いかなる治療をしたとしても余命わずかであると医師が判断した状態の患者に対し、身体的・精神的苦痛をやわらげ、本人らしく人生の最期を生きる為に行われるケア。
代替栄養	嚥下機能が低下し、経口摂取困難な患者さんに対し、代わりとなる栄養。摂取方法として中心静脈栄養、経鼻経管栄養や胃瘻・腸瘻などによる経管栄養が挙げられる。
脱水	体液が失われ体内水分量が足りなくなった状態。
地域医療計画	1985年に、都道府県ごとに医療計画を策定し、地域における体系立った医療体制の実現を目指す第1次医療法改正が行われた。
地域医療構想	2014年に成立した医療介護総合確保推進法によって都道府県が策定することを義務化した。限られた医療資源を効率的に活用し、切れ目のない医療・介護サービスの体制を築く目的で、将来の医療需要と病床の必要量を推計し、地域の実情に応じた方向性を定めていく。
地域包括ケア病棟	2014年に新しく出来た病棟。近隣の高度急性期病院から治療後の患者さんを引き受けると共に、地域の軽中度の急変患者さんを受け入れて、共に継続的治療やリハビリにより、早期に在宅復帰や社会復帰を行う機能の病棟である。
チームリハビリ	医師を中心として理学療法士、作業療法士、言語聴覚士、看護師、介護スタッフ、医療ソーシャルワーカー、義肢装具士等がチームを組み、それぞれの専門性を活かした評価と治療、リハビリを行い、患者さんの早期退院、在宅復帰を目指す。
中間施設	介護老人保健施設は従来より医療機関と在宅との中間施設として位置づけられている。
中心静脈栄養	中心静脈内にカテーテルを留置して、生命維持に必要な糖質、脂質、アミノ酸ビタミンや電解質などを持続点滴して栄養改善を図る方法。
中枢神経	脳と脊髄から構成される。全身に指令を送る神経系統の中心的な役割を行う。
中枢性神経麻痺	脊髄・延髄・橋・小脳・中脳・間脳・大脳における神経の麻痺のことをいう。運動出力制御をはじめ、生体内部環境、記憶・学習などの高次機能が障害される。

用語解説

用語	説明
超音波画像診断装置	エコーのこと。高い周波数の音波を身体にあて、臓器の状態を調べる検査装置。X線やCTなどと違い、被曝もなく安全な検査。
終の棲家	最期を迎える時まで生活するところ。
低栄養	人間が生きていくために必要な栄養量が摂取できていない状態。
デイケア（通所リハビリテーション）	介護保険の居宅サービスの1つ。利用者が可能な限り自宅で自立した日常生活を送ることができるよう、利用者が通所リハビリテーションの施設（老人保健施設、病院、診療所など）に通い、食事や入浴などの日常生活上の支援や、生活機能向上のための機能訓練や口腔機能向上サービスなどを日帰りで提供する。
デイサービス（通所介護）	介護保険の居宅サービスの1つ。日帰りでデイサービスセンターや特別養護老人ホームなどの施設に通い、可能な限り自宅で自立した日常生活を送ることができるよう、自宅にこもりきりの利用者の孤立感の解消や心身機能の維持、家族の介護の負担軽減などを目的として入浴、食事、排泄などの介護や、健康状態の確認、訓練機能などのサービスを受けること。通所の際の送迎サービスもある。
出来高払い	診療報酬の計算方法の1つで「出来高払い」と「包括払い」がある。一つ一つの医療行為ごとに点数を設定し、実施した医療行為ごとに診療報酬が支払われる。
電解質異常	血液中のナトリウム、カリウム、カルシウム、塩素等のバランスが崩れること。
統合失調症	思考や行動、感情を1つの目的に沿ってまとめていく能力が長期間にわたって低下し、その経過中にある種の幻覚、妄想、ひどくまとまりのない行動が見られる病態。
動物療法	動物と触れ合うことで、心身の安定を図る認知症の非薬物療法の1つ。
特定健診制度	日本人の死亡原因の約6割を占める生活習慣病の予防のために、40歳から74歳までの方を対象に行う、メタボリックシンドロームに着目した健診。
特定除外制度	一般病床における入院期間が90日を超える特定の病態にある患者さんについて、特定入院基本料の算定対象および平均在院日数の計算対象から除外する制度。
トリガー刺激	トリガーポイントと呼ばれる排尿反射を誘発する下腹部や大腿内側等を軽く叩き刺激を与えること。

あなたのリハビリは間違っていませんか

用語	説明
2次救急（病院）	救急隊により搬送される入院治療や手術を必要とする重症患者に対応する医療機関。
認知症疾患医療センター	都道府県及び指定都市が設置する、地域における認知症に対して進行予防から地域生活の維持まで必要な医療を提供できる機能体制を有する医療機関。
（認知症高齢者）グループホーム	認知症（急性を除く）の高齢者に対して、共同生活住居で、家庭的な環境と地域住民との交流の下、入浴・排泄・食事等の介護などの日常生活上の世話と機能訓練を行い、能力に応じ自立した日常生活を営めるようにする住居。
認知症高齢者の日常生活自立度	認知症患者さんの認知症レベルを「自立・Ⅰ・Ⅱa・Ⅱb・Ⅲa・Ⅲb・Ⅳ・M」の8段階で分類したもの。
認知症サポーター	認知症について正しく理解し、認知症の人や家族を温かく見守り、支援する応援者。
認知症サポート医	かかりつけ医への研修や、認知症診断等に関する相談、助言をはじめ、地域の認知症に係る地域医療体制の中核的な役割を担う医師。
認知症施策推進総合戦略（新オレンジプラン）	厚生労働省が2013年度から進める「認知症施策推進5カ年計画（オレンジプラン）」に代わる省庁横断で取り組む認知症対策の国家戦略。「認知症の人の意思が尊重され、できる限り住み慣れた地域のよい環境で自分らしく暮らし続けることができる社会の実現を目指す。」を基本的考え方に進められている。
認知症治療病棟	精神・行動面の症状が特に著しい重度の認知症患者を治療することを目的とした病棟。
脳卒中	脳血管の病変によって起こる障害の総称。脳の血管が破れたり（脳出血）、詰まったり（脳梗塞）し、急に手足の麻痺やしびれ、または意識障害などの症状が出る状態。原因疾患には、「脳梗塞」「脳出血」「くも膜下出血」などがある。
脳血管疾患等リハビリ	5つの疾患別リハビリテーションの1つ。脳卒中・頭部外傷等により脳や中枢神経を損傷し、麻痺や高次脳機能障害を呈した場合に行うリハビリ。咀嚼・嚥下障害、失語症に対するリハビリテーション。
脳血管障害	脳血管疾患（脳の血管が障害を受けることによって生じる疾患）により生じる、運動麻痺や感覚麻痺等の症状の総称。脳血管障害のうち、突然発症するものを脳卒中という。

用語解説

用語	説明
脳梗塞	脳の血管が何らかの原因で細くなったり（狭窄）、血栓ができて血管が詰まる（閉塞）ことで発生する症状。脳に酸素や栄養が行き渡らなくなり、脳細胞が障害を受けてさまざまな弊害（ろれつが回らなくなる、顔のゆがみ、片麻痺など）が生じる。
脳出血	脳内の血管から何らかの原因で破れ、大脳・小脳および脳幹の脳実質内に出血した状態。血腫が大きくなると、脳浮腫により頭蓋内圧が高くなって脳ヘルニアを起こし、重症の場合は脳幹部が圧迫されて死に至る。原因疾患として、「高血圧性脳内出血」「脳動脈瘤」「血管腫」「脳腫瘍」「頭部外傷」などがある。
排泄障害	何らかの原因により、尿・便が十分に溜められない状態、排出できない状態をいう。
排尿姿勢指導	排尿姿勢によって尿排出が改善されることがある。男性では、立位より座位。女性では、洋式トイレ式座位より和式トイレ式座位の方が排尿しやすいことがあるなど、できる限り尿排出可能な姿勢を模索する。
廃用症候群	急性疾患等に伴う安静状態が続き、身体の一部あるいは全体を一定期間動かさなかったために筋骨格系を中心に全身の機能が低下したため引き起こされる症状。
廃用症候群リハビリ	5つの疾患別リハビリの1つ。急性疾患等に伴う安静状態が続き、身体の一部あるいは全体を一定期間動かさなかったために筋骨格系を中心に全身の機能が低下したため引き起こされた廃用症候群を改善するためのリハビリ、もしくはこのような悪循環を招く前に予防するリハビリのこと。
美術療法	絵を描く、塗り絵を塗るといった芸術活動を通じて創作意欲や五感の働きを引き出し、脳を活性化させるリハビリテーション。
（標準的）算定日数	疾患別リハビリでは、治療期間の目安として、標準算定日数（脳血管疾患；180日、廃用症候群；120日、運動器；150日、呼吸器；90日、心大血管疾患；150日）が設けられていて、1日6単位（※回復期リハビリテーション病棟では、1日最大9単位）（1単位＝20分間）までリハビリを受けることができる。
副交感神経	遠心性の自律神経で、動眼・顔面・舌咽・迷走の脳神経に含まれ、呼吸や消化、循環などを支配する。血管を拡張して血圧を降下させ、体をリラックスさせて自然治癒力を高める神経。

用語	説明
浮腫	組織液等が肝腎疾患や低アルブミン血症により細胞内、細胞間質、体腔内に異常にたまった状態。
フリーアクセス	診療所から大病院まで、受診する医療機関を患者自身が自由に選べる制度で、日本の特徴的な医療システム。
フレイル	加齢に伴う様々な臓器機能変化や向上性・予備能力低下によって健康障害に対する脆弱性が増加した状態。フレイルの定義・診断基準は、世界的に定まったものがない。
平均在院日数	病院に入院した患者の1回当たりの平均的な入院日数を示すもの。病院の機能を表す指標として用いられる。
平均寿命	0歳の者があと平均何年生きられるかを示したもの。
閉鎖病棟	入院患者の病態、状態像に応じて、必要最小限度の行動制限を行わなければならない場合に設けられた、施錠された病棟。
ペプシン	胃液中に含まれるタンパク質分解酵素の1つ。ペプシンの前駆体はペプシノーゲンで、胃の主細胞から分泌される。このペプシノーゲンが胃の壁細胞から分泌される塩酸と反応すると活性化されてペプシンとなる。
包括性	地域包括ケア病棟では、「リハビリの必要な患者に対し1日平均2単位以上のリハビリを実施する」事が決められていて、入院料の中にリハビリ料が包括されている。
包括払い	診療報酬の計算方法の1つで「出来高払い」と「包括払い」がある。一連の医療サービスを一括りにして評価して、支払われるもの。医療療養病床では、「医療区分」によってあらかじめ包括的な点数がきめられていて、どんな検査や処置をしても医療機関に支払われる診療報酬が決められてる。
膀胱訓練	できるだけ排尿を我慢することで膀胱に貯留できる尿量を少しずつ増やし、排尿間隔を延ばす訓練。
保険者	医療保険事業を運営し、保険料を徴収して、保険給付その他の事業を行う者。全国健康保険協会管掌健康保険の保険者は全国健康保険協会、組合管掌健康保険は健康保険組合、国民健康保険は市区町村又は国民健康保険組合、各種共済組合は共済組合、国民年金、厚生年金保険は政府である。介護保険の保険者は市区町村である。
マッサージ	主に静脈系血液循環の改善やリンパ循環の改善を目的にした手技で、スポーツ・運動時前後には、筋肉緊張をほぐしたりするために行う。

用語解説

用語	説明
麻痺	脳・脊髄（せきずい）から末梢神経に至る運動神経や筋肉の障害による筋力低下のこと。手足や全身の筋肉に思うように力が入らず円滑に運動ができなくなる。
慢性期治療病棟	慢性期病床の中でも、急性期治療後の患者さんを早期に受け入れ、積極的治療とリハビリを行い、在宅復帰を目指す病棟のこと。
慢性期病院（病床）	長期にわたり療養が必要な患者を入院させる機能を有する病床。
迷走神経	脳神経の１つ。副交感神経や咽頭・喉頭・食道上部の運動神経、腺の分泌神経などを含む。延髄から出ている。脳神経でありながら、体内で多数枝分れして複雑な経路をとり、腹腔にまで広く分布。
ユニット型（施設）	在宅に近い居住環境で、利用者一人ひとりの個性や生活のリズムに沿い、他人との人間関係を築きながら日常生活を営めるように介護を行うために在宅に近い居住環境（個室と共用空間）を備え、小グループごとに配置された職員によるケアの提供を行う施設。
要介護者	介護保険法の要介護と認定された者（①要介護状態にある 65 歳以上の者、②要介護状態にある 40 歳以上 65 歳未満の者であって、その要介護状態の原因となった心身の障害が特定疾病によるもの）。
要支援者	介護保険法の要支援と認定された者（①要介護状態となるおそれがある状態にある 65 歳以上の者、②要介護状態となるおそれがある状態にある 40 歳以上 65 歳未満の者であって、その要介護状態となるおそれのある 状態の原因となった心身の障害が特定疾病によるもの）。
用手排尿法	手で腹圧を加えて排尿を促すこと。
理学療法士（PT）	病気など何らかの理由により身体に障害のある人や身体の機能が低下した人が、病気になる前の状態に近づけるように回復させ、家庭での日常生活を継続し、社会復帰できるように、医師の指示の下で、歩行訓練などの理学療法を行う国家資格者。
利尿剤	体の余分な水分を塩分とともに尿に排出する薬。ループ利尿薬、K 保持性利尿薬、炭酸脱水酵素抑制薬、浸透圧利尿薬、バソプレシン拮抗薬等がある。高齢者への安易な利尿剤投与は血管内脱水を招くため、効果が見られない場合は中止を検討する。

あなたのリハビリは間違っていませんか

用語	説明
リハビリ専門医 (リハビリテーション専門医)	疾病や障害の診断・評価・治療をし、その後リハビリテーションゴールの設定、リハビリテーションチームの統括を行いながら、機能回復と社会復帰を総合的に提供することを専門とする医師。
療養病床	病院の病床(精神病床、感染症病床及び結核病床を除く。)又は一般診療所の病床のうち主として長期にわたり療養を必要とする患者を入院させるための病床であり、医療保険適用の「医療療養病床」と介護保険適応の「介護療養病床(介護療養型医療施設)」がある。
老老介護	高齢者が高齢者を介護すること。
ADL (Activities of Daily Living(Life)	人間が毎日の生活を送るための基本的動作群のことであり、具体的には、①身の回り動作(食事、更衣、整容、トイレ、入浴の各動作)、②移動動作がある。
BEE (Basal Energy Expenditure)	基礎代謝のこと。安静にして身体を動かしていなくても、呼吸したり心臓を動かしたり、体温を調節したりなど、生命活動のために常に消費されているエネルギーを示す。
BI	リハビリにおけるADL評価方法の1つ。10項目の各活動に対して、「自立」や「介助」と判定し、採点する。
BPSD	認知症の中核症状に伴って現れる二次的な精神症状や行動障害のこと。抑うつ、不安、幻覚、妄想、身体的攻撃性、叫び声、不穏、焦燥性興奮、徘徊、不潔行為、罵る、収集癖、異食など。
DPC (Diagnosis Procedure Combination)	患者さんの病名や症状などをもとに、手術等の診療行為に応じて、厚生労働省が定めた1日当たりの定額部分の点数と出来高部分の点数を組み合わせて計算する方式のこと。
EBM	Evidence Based Medicine 科学的根拠に基づく医療。
FILSレベル	摂食・嚥下障害患者さんの摂食状況のレベルを示す指標。
FIM	リハビリにおけるADL評価方法の1つ。しているADLに対する評価であり、介助量に関する評価。運動項目と認知項目で構成され、合計18項目、各々1～7点で自立度を判定する。
FIM効率	リハビリの効果。1日当たりのFIMの向上点数。FIM効率＝FIM利得／在院日数
FIM利得	退院時FIM点数と入院時FIM点数の差。FIM利得が高いほど、入院中のリハビリ等により、自分自身でできることが多くなり、介助量が少なくなったことを示す。

用語解説

用語	説明
HDS-R	日本の臨床領域で幅広く活用されている高齢者の認知機能障害の有無をスクリーニングすることができる評価法。
IADL	手段的日常生活動作、または道具的日常生活動作と呼ばれる。日常生活を送る中で出てくる物や道具を使った複雑な動作のこと。食事の支度をする、電話をかける、掃除をする等がある。
MMSE	認知機能障害測定を目的とした尺度であり、世界的に広く活用されている。11項目の質問から成り、見当識や記憶力、計算力や言語力を測定する。
Post acute	急性期病院での治療は終了したものの、自宅に帰ることが不安・困難な患者さんを受け入れ、積極的治療とリハビリを行い、在宅復帰を目指す。
QOL（Quality of life）	障害の質や程度を問わず生活の状態を本人がどのように捉えているかと取り上げたもの。人々の生活の望ましさ、満足感、快適感、豊かさなどと関連する概念。

あなたのリハビリは間違っていませんか

参考文献

1. 池村健, 武久洋三. "回復期リハビリテーション病棟における, 療法士の夜間介入に関する効果検討" 日本老年医学会雑誌. 2015,vol52,No.1,p.55-60
2. 医療・介護情報の活用による 改革の推進に関する専門調査会「第1次報告～医療機能別病床数の推計及び地域医療構想の策定に当たって～」,2015年6月15日第5回 会議 資料
3. 倉本悦子, 武久洋三. "高齢者のPEM改善のための必要栄養量算出方法" 日本慢性期医療協会JMC. 2009,vol17,No.4,p.94-101
4. 厚生労働省「リハビリテーションにおける医療と介護の連携に関する調査研究事業（結果概要）」,2015年5月20日 第122回介護給付費分科会資料
5. 厚生労働省 医療保障制度に関する国際関係資料について, http://www.mhlw.go.jp/stf/seisakunitsuite/bunya/kenkou_iryou/iryouhoken/iryouhoken11/, (参照 2016 -10-1)
6. 厚生労働省,2011年11月25日 第208回中央社会保険医療協議会 総会 資料
7. 厚生労働省「DPC導入の影響評価に関する調査（参考資料）」,2015年11月16日 平成27年度 第7回診療報酬調査専門組織・DPC評価分科会 資料
8. 厚生労働省,2015年度人口動態統計月報年計（概数）資料
9. 厚生労働省,2014年度医療施設（静態・動態）調査・病院報告 資料
10. 厚生労働省,2015年10月14日 第306回中央社会保険医療協議会 総会 資料
11. 厚生労働省,2015年版厚生労働白書 資料
12. 厚生労働省「療養病床・慢性期医療の在り方の検討に向けて～サービス提供体制の新たな選択肢の整理案について～」,2016年1月28日 療養病床の在り方等に関する検討会 資料
13. 厚生労働省,2016年8月3日第1回　在宅医療及び医療・介護連携に関するワーキンググループ 資料
14. 厚生労働省「高齢者向け住まいについて」,2014年6月11日 社会保障審議会 介護給付費分科会 資料
15. 厚生労働省,2015年9月9日 第2回療養病床の在り方等に関する検討会 資料
16. 厚生労働省,2015年5月29日 平成27年度第2回　入院医療等の調査・評価分科会 資料
17. 厚生労働省,2016年9月9日 第4回医療計画の見直し等に関する検討会 資料
18. 厚生労働省「平成28年度診療報酬改定の概要」2016年3月4日 資料
19. 厚生労働省「平成26年度診療報酬改定の概要」2014年3月5日 資料

参考文献

20. 厚生労働省「認知症施策推進総合戦略(新オレンジプラン)」資料
21. 厚生労働省, 2016年9月7日 第63回社会保障審議会介護保険部会 資料
22. 厚生労働省, 2016年2月17日 第55回社会保障審議会介護保険部会 資料
23. 高橋 泰「医療需要ピークや医療福祉資源レベル の地域差を考慮した 医療福祉提供体制の再構築」, 2013年4月19日 第9回社会保障制度改革国民会議 資料
24. 武久洋三『高齢者用基本治療パスマニュアル64 改定版』株式会社メディス, 2007年, 317 p
25. 武久洋三『よい慢性期病院を選ぼう』株式会社メディス, 2012年, 309 p
26. 武久洋三. "高齢者の栄養状態と予後(ALB値とBUN値より)" 栄養・評価と治療. 2007,vol24,No.6,p.594-598
27. 武久洋三ほか. "血管内脱水に対する間歇的補液療法の効果:経消化管補液の単独および併用療法について" 日本老年医学会雑誌. 2012,vol49,No.1,p.107-113
28. 武久洋三. "新しいリハビリテーション序論" 日本慢性期医療協会JMC. 2014,vol22,No.2,p.3-7
29. 武久洋三. "地域包括ケア病棟の病棟機能と患者像" Medical Alliance. 2015,vol1,No.1,p.29-35
30. 武久洋三. "地域医療構想を主軸とした慢性期医療の役割" 日本慢性期医療協会JMC. 2015,vol23,No.4,p.32-39
31. 武久洋三. "慢性期医療のこれまでとこれから" 日本慢性期医療協会JMC. 2016,vol24,No.1,p.2-13
32. 武久洋三. 26 慢性期医療における内分泌・代謝疾患の知識と管理.『総合診療医テキスト 第2巻』中央法規, 2016, p.125-147
33. 武久洋三. 1 慢性期医療における理念と実践.『総合診療医テキスト 第1巻』中央法規, 2016, p.16-37
34. 内閣府「中長期的視点に立った社会保障政策の展開(参考資料)(塩崎厚生労働大臣提出資料)」, 2015年5月26日 平成27年第7回経済財政諮問会議資料
35. 福田行弘.「地域包括ケア病棟算定病院数」2016年9月
36. 藤島一郎, 大野友久ほか. "摂食・嚥下状況のレベル評価 - 簡便な摂食・嚥下評価尺度の開発 -" リハビリテーション医学. 2006, 43:S249
37. 山下惣平, 武久洋三ほか. "膀胱直腸障害に対するリハビリテーションの効果検討" 医学のあゆみ. 2016,vol257,No.11,p.1179-1180
38. 大和薫, 武久洋三ほか. "高齢者の血管内脱水の治療" 日本慢性期医療協会JMC. 2009,vol17,No.8,p.78-84

- うぐいす春夫の らくらく介護予防トレーニング
  価格 一四二九円（税別） 二〇〇五年一一月 うぐいす 春夫 著

- よいケアマネジャーを選ぼう
  〜選ばれるケアマネになるために〜
  価格 一四二九円（税別） 二〇〇四年一一月 武久 洋三 著

- 在宅療養のすすめ（改訂版）
  価格 一四九〇円（税別） 二〇〇三年五月 武久 洋三 著

- うぐいす春夫のらくらくリハビリ健康法
  価格 一四九〇円（税別） 二〇〇二年一一月 うぐいす 春夫 著

- 在宅療養のすすめ
  価格 一四九〇円（税別） 二〇〇一年一一月 武久 洋三 著

- 介護サービス計画はこう頼む・こう作る
  価格 一八一〇円（税別） 二〇〇〇年三月 武久 洋三 著

- 介護認定調査・正しい受け方・行い方
  価格 一八一〇円（税別） 二〇〇〇年一月 武久 洋三 著

お問い合わせ先　株式会社メディス　兵庫県神戸市須磨区弥栄台三丁目一五—一
TEL 〇七八(七九四)八八三二
FAX 〇七八(七九四)七八三二

看護師特定行為研修テキスト—区分別科目編—

二〇一五年十二月　日本慢性期医療協会 編集
価格 七九〇〇円（税別）

看護師特定行為研修テキスト—共通科目編—

二〇一五年十月　日本慢性期医療協会 編集
価格 五八〇〇円（税別）

よい慢性期病院を選ぼう

二〇一二年三月　武久 洋三 著
価格 一四二九円（税別）

心の教育と早期英才教育の融合と必要性
～パル英才教室の実践と研究～

二〇〇七年八月　武久 洋三 著
価格 一九〇五円（税別）

基本治療マニュアル64（改訂版）
高齢者用

二〇〇七年七月　山本 早苗 著
価格 一九〇五円（税別）

基本治療マニュアル64
高齢者用

二〇〇六年七月　武久 洋三 著
価格 一九〇五円（税別）

呆けたくないなら絵を描こう

二〇〇六年七月　湯浅 正明 著
価格 一四二九円（税別）

〈著者略歴〉武久 洋三（たけひさ ようぞう）

勤務先および役職：医療法人平成博愛会 博愛記念病院 理事長
最終学歴：徳島大学大学院医学研究科（医学博士）
職歴・業績等：1966年（昭和41年）3月岐阜県立医科大学卒業。大阪大学医学部付属病院インターン終了。徳島大学大学院医学研究科卒、徳島大学第三内科を経て、現在、医療法人平成博愛会理事長、社会福祉法人平成記念会理事長、平成リハビリテーション専門学校校長等を務める。病院（一般・医療療養・回復期リハ）・介護老人保健施設・介護老人福祉施設・ケアハウスなどを経営。
専門分野：内科・リハビリテーション科・老年医学・臨床検査
団体役職等：日本慢性期医療協会会長、厚生労働省社会保障審議会医療保険部会委員、厚生労働省社会保障審議会介護保険部会委員、厚生労働省社会保障審議会介護給付費分科会委員、厚生労働省医療介護総合確保促進会議 構成員、厚生労働省療養病床の在り方等に関する特別部会 委員、厚生労働省全国在宅医療会議 構成員、経済産業省 次世代ヘルスケア産業協議会委員、経済産業省事業環境WG主査、独立行政法人国立長寿医療研究センター在宅医療推進会議委員、胃瘻造設に関する調査研究実施委員会委員、日本病院会理事、慢性期リハビリテーション協会会長、日本介護支援専門員協会常任理事、地域包括ケア病棟協会顧問、徳島県慢性期医療協会顧問、徳島県老人保健施設協議会副会長、NPO法人徳島県介護支援専門員協会最高顧問、徳島県通所サービス連絡協議会副会長、徳島県高齢者保健福祉計画・介護保険事業支援計画策定委員会委員、徳島県地域包括ケア推進会議委員、徳島県在宅医療・介護推進協議会委員、徳島市高齢者福祉計画及び介護保険事業計画策定委員会委員、徳島市介護認定審査会委員長
著書：「介護認定調査 正しい受け方・行い方」「介護保険・施設への緊急提言」「在宅療養のすすめ」「よいケアマネジャーを選ぼう」「高齢者用基本治療マニュアル64」「よい慢性期病院を選ぼう」（いずれも株式会社メディス）
資格等：日本内科学会認定内科医、日本リハビリテーション医学会認定臨床医、THP産業医、介護支援専門員、介護支援専門員指導員、ケアマネジメントリーダー、日本臨床検査医学会臨床検査管理医、日本糖尿病協会療養指導医、認知症サポート医

あなたのリハビリは間違っていませんか

2016年10月25日　初版第1刷発行

著　者　武久洋三
編　集　（株）メディス
発行者　（株）メディス
発行所　（株）メディス
　　　　〒654-0161　兵庫県神戸市須磨区弥栄台3丁目15-1
　　　　　　TEL 078-794-8822　FAX 078-794-7822
印刷・製本　（株）松下印刷

※定価はカバーに表示してあります。
※落丁本・乱丁本はお取り替えいたします。
ISBN978-4-944165-34-6 C3036